数字乳腺 X 射线设备与检查技术

主编　王红光　殷风华　李　博

科学出版社

北　京

内 容 简 介

本书系统阐述数字乳腺 X 射线摄影的基本知识及原理，数字乳腺 X 射线设备原理、安装、维护维修、质量控制等，数字乳腺 X 射线摄影常规体位、附加体位规范摆位（专门设计拍照）及图像的质量控制，并探讨了体型对乳腺 X 射线摄影摆位的影响；提出 MLO 位"托、平、顶、旋、拉、压"六字摆位法，CC 位"托、平、拉、压"四字摆位法，并且匹配摆位步骤图片；还介绍了乳腺 X 射线摄影新技术，如乳腺 X 射线三维定位技术、乳腺数字合成体层摄影、对比增强乳腺 X 射线摄影、乳腺标本摄影机及标本摄影等。

本书理论与实践相结合，图文并茂，在乳腺 X 射线摄影方面具有很强的指导作用，适合从事数字乳腺 X 射线摄影的医学影像技术专业技师、医学生、工程师、临床医师等参考阅读。

图书在版编目（CIP）数据

数字乳腺 X 射线设备与检查技术 / 王红光，殷风华，李博主编 .
北京：科学出版社，2024. 9. -- ISBN 978-7-03-079417-8

Ⅰ. R816.4

中国国家版本馆 CIP 数据核字第 2024CT6729 号

责任编辑：康丽涛　许红霞　咸东桂 / 责任校对：张小霞
责任印制：肖　兴 / 封面设计：吴朝洪

科 学 出 版 社 出版

北京东黄城根北街 16 号
邮政编码：100717
http://www.sciencep.com

三河市春园印刷有限公司印刷
科学出版社发行　各地新华书店经销
*

2024 年 9 月第 一 版　开本：787×1092　1/16
2024 年 9 月第一次印刷　印张：11 3/4
字数：270 000
定价：108.00 元
（如有印装质量问题，我社负责调换）

《数字乳腺 X 射线设备与检查技术》
编 者 名 单

主　　编　王红光　　殷风华　　李　博

副主编　高丽敏　　康一鹤　　李文玉　　黎国武　　王光大

主　　审　余建明　　杨　光

编　　者　（按姓氏汉语拼音排序）

丁永杰　河北省望都县医院

董玥彤　河北省中医院

高丽敏　河北省中医院

宫官仲　河北医科大学第四医院

何梦毅　河北医科大学第四医院

霍　鹏　深圳圣诺医疗设备股份有限公司

霍晓鹏　河北医科大学第四医院

康一鹤　河北医科大学第四医院

雷新宇　河北医科大学第二医院

黎国武　深圳圣诺医疗设备股份有限公司

李　博　河北医科大学第四医院

李庆荣　河北医科大学第四医院

李文博　河北省计量监督检测研究院

李文玉　深圳圣诺医疗设备股份有限公司

刘金璇　河北医科大学第四医院

刘文发　河北医科大学第二医院

屈天云　河北医科大学第四医院

荣小翠　河北医科大学第四医院

宋亚男　河北医科大学第四医院

王光大　河北医科大学第四医院

王红光　河北医科大学第四医院

王世泽　河北医科大学第四医院

魏盼盼　河北医科大学第四医院

吴勇超　河北医科大学第四医院

夏青青　河北医科大学第四医院

熊　瑛　重庆大学附属三峡医院

薛　晶　河北医科大学第四医院

杨　然　河北省行唐县妇幼保健院

杨　雪　河北医科大学第四医院

杨思源　河北医科大学第四医院

殷风华　河北医科大学第四医院

张　松　河北医科大学第四医院

序

乳腺癌的发病率在我国呈逐年增加的趋势，也是女性致死的主要疾病之一，而早发现、早诊断、早治疗可以明显提高治疗效果，提高患者的生存率及生活质量。目前，伴随乳腺 X 射线摄影设备不断更新，乳腺 X 射线摄影的新技术和新方法不断涌现，乳腺 X 射线摄影作为乳腺疾病的筛查和诊断方法已经广泛用于临床。

近年来，医学影像技术的发展十分迅猛。影像技术的行业体系在国家人社部于 2015 年正式公布影像技师的职业目录后就已经建立。医疗精准，影像先行；影像精准，技术先行。随着健康中国战略的实施，以及临床上望闻问切、视触叩听诊疗方法的弱化，在循证医学、精准医疗和人工智能及图像存储与传输系统（PACS）广泛应用于医院的今天，影像诊断医生基本在后台，前台第一线工作者均为影像技术人员，他们在现代化医院中发挥着举足轻重的作用。

医学影像技术的教育体系已经建立，目前我国影像技术专业各个层级的在校教育已经形成；医学影像技术本科和高职高专的国家规划教材体系已经建立，这些系列规划教材的编写团队大部分是全国大学及其附属医院的高级影像技术人员；医学影像技术的职称体系也已经建立，设立了从初级、中级、副高到正高的影像技术职称考试体系。

2011 年国务院学位委员会和教育部公布的《学位授予和人才培养学科目录》中，确定"医学技术"为一级学科，医学影像技术是旗下的二级学科。医学影像技术学科下的亚学科基本或者逐渐形成，如数字 X 射线成像技术、数字乳腺 X 射线成像技术、CT 成像技术、DSA 成像技术、MR 成像技术、数字图像处理技术、辐射防护技术、图像质量控制技术和医学影像信息与人工智能技术等。乳腺 X 射线成像技术就是医学影像技术二级学科下的亚学科，目前日趋成熟。

该书系统叙述了乳腺 X 射线成像基础，乳腺 X 射线摄影设备构造特性与安装维修，乳腺 X 射线的成像机制，数字乳腺 X 射线摄影体位设计与技巧，数字乳腺 X 射线摄影技术特殊检查，数字乳腺 X 射线机与专用显示器质量控制和数字乳腺 X 射线图像的质量控制，以丰富的图片重点细化分解了 18 个乳腺 X 射线摄影体位的摆位、操作过程，提炼出 MLO 位"托、平、顶、旋、拉、压"六字摆位法和 CC 位"托、平、拉、压"四字摆位法。这是该书的精髓和特点。

我作为该书的主审者之一，认真阅读了该书，受益匪浅。该书弥补了我国医学影像技术二级学科下乳腺 X 射线成像技术亚学科专著的空白，内涵丰富，图文并茂，落地临床，是一部乳腺 X 射线成像技术的好著作，特向同行推荐。

华中科技大学同济医学院附属协和医院

2024 年 5 月

前　言

目前乳腺癌的发病率逐年提高，乳腺癌已成为我国女性发病率最高的恶性肿瘤，也是女性致死的主要疾病之一，而早发现、早诊断、早治疗可以明显提高治疗效果，提高乳腺癌患者的生存率及生活质量。乳腺X射线摄影作为乳腺疾病的筛查和诊断方法已经是一项成熟的检查手段，尤其在乳腺癌的早期诊断方面有着其他检查方法不可替代的作用。

随着科学技术的发展日新月异，乳腺X射线设备也不断发展和进步，乳腺X射线摄影进入全面数字化时代。乳腺X射线摄影由数字二维摄影发展到数字体层合成摄影、对比增强乳腺X射线摄影。数字体层合成影像相较二维影像减少甚至消除了重叠组织和结构噪声对影像诊断的影响，使隐匿于腺体组织中的病变显示清晰，并且可以更加直观地观察形态学立体结构；对比增强乳腺X射线摄影通过注射碘对比剂，利用碘的K缘效应进行高、低能量摄影，获得减影图像，使在常规摄影时不能显示的病变充分被显示。数字体层合成摄影、对比增强乳腺X射线摄影被应用于乳腺定位技术，使乳腺穿刺活检和定位导丝植入的定位技术由二维手动定位技术发展到三维自动定位技术、数字体层合成摄影引导下定位技术和对比增强乳腺X射线摄影引导下定位技术，使定位技术更加精准，应用范围更加广阔，为乳腺疾病病理诊断、术中引导提供了更加准确的信息。

为了进一步推进数字乳腺X射线摄影技术的发展和新技术的普及，强化数字乳腺X射线设备的安装与维护，规范数字乳腺X射线摄影操作，编者结合多年的工作经验，编撰了此书。本书强调数字乳腺X射线摄影技术相关的基本理论、知识和技能，体现了精细化、先进性、实用性的原则，以实践操作为重点。

本书共分为八章。第一章绪论，第二章乳腺X射线成像基础，第三章数字乳腺X射线摄影设备构造特性与安装维修，第四章乳腺X射线的成像机制，第五章数字乳腺X射线摄影体位设计，第六章数字乳腺X射线摄影技术的特殊检查，第七章数字乳腺X射线机与专用显示器的质量控制，第八章数字乳腺X射线图像的质量控制。本书详细阐述了数字乳腺X射线摄影的基本知识和原理，乳腺X射线设备的构造与安装、使用，常见故障的维护维修及质量控制；以丰富的图片重点细化分解了 18 个乳腺 X 射线摄影体位的摆位、操作过程，提炼出 MLO 位"托、平、顶、旋、拉、压"六字摆位法和 CC 位"托、平、拉、压"四字摆位法，有助于影像技师正确摆位；详细介绍了数字乳腺体层合成摄影、对比增强乳腺 X 射线摄影的原理、方法及其在定位技术中的应用价值；并介绍了数字乳腺 X 射线图像的质量控制，分析了伪影的发生原因及防范方法。

编者在编写本书时得到了我国医学影像诊断及影像技术专业多位专家的指导和帮助，参阅了大量国内外文献和著作，在此对有关专家及作者表示衷心的感谢。在全体编者的共同努力下，历经两年，从框架设计到撰稿成型、审定修正，所有编者和指导专家都做出了巨大贡献，再次表示衷心感谢。

由于编者学术水平有限，书中不妥之处在所难免，竭诚欢迎读者批评指正。

王红光　殷风华　李　博

2024 年 3 月

目　录

第一章 绪 论

第一节 乳腺 X 射线摄影设备的发展历程

随着乳腺疾病特别是乳腺癌的发病率逐年增加，乳腺 X 射线检查成为乳腺癌诊断的重要手段之一，接受乳腺 X 射线摄影（mammography）检查的人数日趋增多。近年来，乳腺 X 射线摄影设备与技术发展迅速，其发展历程大致可以分为胶片与屏 – 胶系统摄影、计算机乳腺 X 射线摄影和数字乳腺 X 射线摄影三个时期。

一、胶片与屏 – 胶系统摄影

早在 1913 年，德国的 Salomon 开始研究乳腺 X 射线摄影，之后美国的 Stafford Warren 采用细颗粒胶片及增感屏技术对乳腺标本及术前患者进行 X 射线摄影，以期提高照片的清晰度与对比度。同期，德国、美国、法国等国的学者各自独立地对乳腺 X 射线诊断问题进行了细致的研究。在这个时期乳腺 X 射线摄影均采用普通钨靶 X 射线机，所摄照片大部分质量欠佳，影像模糊，缺乏清晰对比，致使大部分学者的热情很快冷却下来，认为乳腺 X 射线摄影难以达到临床诊断要求，前景暗淡。为了解决普通钨靶 X 射线机波长过短（0.2Å）、穿透力过强和不利于用作软组织摄影的问题，1966 年法国的 Gors 首创钼靶 X 射线装置，并且法国在 1970 年首先推出了专供乳腺及其他软组织摄影用的钼靶（平均 X 射线波长为 0.7Å）X 射线机，这是乳腺 X 射线摄影设备最关键性的一次突破。用乳腺钼靶 X 射线机所摄取的照片，其对比度与清晰度较之前有了显著提高，一些微细结构和小病灶能在照片上清晰显示。之后，乳腺 X 射线摄影设备发展迅速：1972 年，乳腺 X 射线摄影专用的增感屏 / 胶片系统诞生；1973 年，Gros 将旋转阳极钼靶 X 射线管应用于乳腺 X 射线机，同年，自动曝光控制和压迫器应用于乳腺 X 射线机；1976 年，乳腺摄影专用的稀土增感屏 – 胶片系统及特制暗盒诞生；1978 年，滤线栅用于乳腺 X 射线摄影系统；20 世纪 70 年代后期，乳腺摄影应用单面增感屏 – 胶片投影系统，不仅增加了对比度和分辨力，而且大大降低了 X 射线的辐射剂量；1981 年，0.1mm 焦点 X 射线管应用于乳腺 X 射线摄影系统。

二、计算机乳腺 X 射线摄影

20 世纪 80 年代后期，以计算机 X 射线摄影（computed radiography，CR）为基础

的数字化 X 射线摄影设备出现，计算机 X 射线摄影系统采用成像板（imaging plate，IP）代替传统的屏－胶系统作为新的影像接收装置。但是早期 CR 系统的量子检出效率（detective quantum efficiency，DQE）差和空间分辨力低，因此未获得广泛认可。随着新的专门乳腺 CR 系统出现，并逐步开始取代原有的屏－胶乳腺 X 射线摄影（screen film mammograghy，SFM）系统，乳腺 X 射线摄影进入数字时代。2001 年双面读取乳腺 CR 系统应用于临床，该系统无论在影像板上还是在影像阅读器上均有较大技术突破，具有更优的信号和噪声特性，并且在不明显降低图像锐利度的同时，提高了 X 射线吸收效率。

三、数字乳腺 X 射线摄影

数字探测器的应用标志着乳腺 X 射线机进入数字乳腺 X 射线摄影系统时期。1996 年，电荷耦合器件（charge coupled device，CCD）开始应用于乳腺 X 射线机，例如 Hologic 公司开发的将 12 个小面积 CCD 探测器（4×3 阵列）合成为一个大探测器的乳腺 X 射线摄影系统就获得了美国食品药品监督管理局（FDA）批准。2000 年，全视野数字化乳腺 X 射线摄影（full-field digital mammography，FFDM）系统获得美国 FDA 批准，主要采用两类探测器，即碘化铯＋非晶硅探测器和非晶硒探测器。碘化铯＋非晶硅探测器先通过碘化铯＋非晶硅探测器中的针状晶体碘化铯将 X 射线转化为可见光，然后用光电二极管将可见光转化为阵列中的电信号。非晶硒探测器是在 20 世纪 70 年代末和 80 年代早期的干板摄影系统（非晶硒与金属融合形成的一个半导体板）基础上发展而来的，它将捕获到的 X 射线直接转换为电荷信号。全视野数字化乳腺 X 射线摄影系统为数字乳腺体层合成（digital breast tomosynthesis，DBT）系统的发展打开了技术之门。2002 年，DBT 技术首次在临床报道。2011 年，全球首台商用 DBT 摄影系统通过美国 FDA 批准，正式应用于临床。DBT 系统无论是在图像数据采集上还是在图像重建与显示上较 FFDM 系统都更为先进。在 FFDM 的基础上又发展出了对比增强乳腺 X 射线摄影（contrast enhanced mammography，CEM）系统。DBT 系统和 CEM 系统都使乳腺疾病检出率和影像诊断正确率得到了提高。2017 年，数字三合一（DBT、CEM、立体定位技术）乳腺 X 射线摄影系统首次应用于临床。

此外，数字乳腺 X 射线图像也为人工智能（artificial intelligence，AI）在影像诊断领域的应用奠定了基础。1998 年，美国 R2 Technology 公司研制的计算机辅助检测（computer aided detection，CAD）系统 Image Checker M1000 正式被美国 FDA 批准。CAD 系统被视为放射科医生的第二只眼。它对数字乳腺 X 射线图像进行分析，将"异常"或可疑的感兴趣区（肿块、钙化、结构扭曲等）用特殊符号进行标注，供阅片医生参考。可以说 CAD 系统的研发是人工智能在医学影像诊断领域的初步探索。全球人工智能医疗器械市场规模从 2016 年起快速增长，而我国人工智能影像医疗器械处于初期起步的快速发展阶段，随着市场需求不断增加，2020 年底国家药品监督管理局启动了对影像人工智能辅助诊断医疗器械的注册批准，开启了我国医学影像人工智能辅助诊断产品从研发到落地的商业化推进之路。目前人工智能影像辅助诊断产品已经在乳腺 X 射线诊断领域逐步开展临床应用。相信在不久的将来，应用人工智能分析乳腺 X 射线图像，对乳腺疾病进行检测必将在很大程度上提高影像诊断的正确率，能更早期地发现乳腺癌患者，进一步降低乳腺癌患者的死亡率。

第二节 乳腺 X 射线检查技术的发展历程

乳腺 X 射线检查技术先后出现了二维乳腺 X 射线检查技术、数字乳腺体层合成（DBT）技术、对比增强乳腺 X 射线摄影技术和锥形束乳腺 CT 检查技术。

一、二维乳腺 X 射线检查技术

从应用乳腺 X 射线摄影诊断乳腺疾病之初，便是以二维（two dimensional，2D）的成像方式来表示立体的乳腺结构。无论是屏 – 胶系统，还是全视野数字化乳腺 X 射线摄影采用的都是二维乳腺 X 射线成像方式。在摄影体位的选择上以头尾位（craniocaudal position，CC 位）和内外斜位（mediolateral oblique position，MLO 位）作为常规体位，必要时再附加特殊体位以期将病变展示完整、清楚。在常规二维乳腺 X 射线摄影技术的基础上，又发展出了局部点压放大乳腺摄影技术、乳导管造影技术和乳腺 X 射线摄影穿刺技术。因为屏 – 胶系统、成像板或数字探测器等影像接收器在某位置上接收的 X 射线信号取决于该位置上所有组织的总衰减，所以致密型乳腺和腺体组织重叠始终是二维乳腺 X 射线检查技术的不利因素。

二、数字乳腺体层合成技术

为了克服致密型乳腺和腺体组织重叠给影像诊断带来的困难，在乳腺 X 射线摄影设备发展的基础上，DBT 技术应运而生。DBT 技术采用与二维乳腺 X 射线摄影相同的摄影体位，在固定乳腺的同时，X 射线管以扇形运动轨迹在不同角度下进行数次曝光，重建出一系列高分辨力的体层图像。这些体层图像在很大程度上消除了二维乳腺 X 射线摄影中腺体组织重叠给诊断带来的不利影响。DBT 技术与二维乳腺 X 射线检查技术相比，在一定程度上减轻了摄影时对乳腺的压迫，提高了影像诊断和筛查的准确率。此外，新近推出的 DBT 引导下乳腺穿刺技术，其病变定位准确性更高，与常规乳腺 X 射线立体定位穿刺技术相比极大地提高了穿刺成功率。

三、对比增强乳腺 X 射线摄影技术

对比增强乳腺 X 射线摄影（CEM）技术是在二维乳腺 X 射线检查技术基础上发展而来的最新乳腺 X 射线检查技术。CEM 通过静脉注射碘对比剂，利用碘的 K 缘效应及其在肿瘤瘤体内的渗出，进行快速双能量曝光，获得低能图像和高能图像，两者进行能量减影，得到的减影图像消除了正常腺体组织的重叠效应，突出显示肿瘤病变。CEM 不但能克服

二维乳腺 X 射线摄影中正常腺体组织和病变组织重叠的局限性，而且能通过在一段时间内连续的 CEM 成像来获得乳腺病变的血流特征，为乳腺疾病的诊断提供了可靠的依据。CEM 诊断乳腺癌的灵敏度较二维乳腺 X 射线检查明显提高，而且特异度没有降低，特别是对致密型乳腺的被检者帮助更大。CEM 对乳腺癌的诊断能力和乳腺增强磁共振成像（MRI）基本相同。现在 CEM 引导下的乳腺穿刺技术也已开始在临床应用，但目前 CEM 的普及度仍不高，相信随着 CEM 普及程度的提高，其应用范围会更加广泛。

四、锥形束乳腺 CT 检查技术

锥形束乳腺 CT（cone-beam breast CT，CBBCT）是一种基于锥形束 X 射线和平板探测器的乳腺专用 CT 成像技术。21 世纪初期，首个牙科锥形束 CT 系统得到美国 FDA 批准上市。随后，锥形束 CT 技术在骨骼成像、心脑血管成像等多个领域得到应用并取得显著成就。乳房的结构特点使其成为锥形束 CT 技术适宜应用对象，乳房自然下垂时从胸壁到乳头形成一个独立于体外的悬垂个体，其形状可近似为半椭球体，周边空间允许锥形 X 射线束仅对乳房进行扫描而对身体的其他部位没有辐射影响。锥形束乳腺 CT 影像可以在三维影像工作站中进行多视角、多层面及三维成像方式显示。锥形束乳腺 CT 有效消除了乳腺组织重叠，配合显示和测量工具可以更好地对病灶进行空间定位和精准测量，显示病灶的真实形态特征。

第二章　乳腺 X 射线成像基础

第一节　X 射线的基础知识

一、X 射线的发现和产生

（一）X 射线的发现

1895 年 11 月 8 日，德国物理学家威廉·康拉德·伦琴（Wilhelm Conrad Röntgen，1845 年 3 月 27 日～ 1923 年 2 月 10 日），在研究阴极射线管中气体放电现象时，用一只嵌有两个金属电极（阳极和阴极）的密封玻璃管，在电极两端加上几万伏的高压电，用抽气机从玻璃管内抽出空气。为了防止高压放电时的光线（一种弧光）外泄，在玻璃管外面套上一层黑色纸板。他在暗室中进行这个实验时，偶然发现距离玻璃管 2m 远的地方，一块用铂氰化钡溶液浸洗过的纸板发出明亮的荧光。再进一步试验，发现用纸板、木板、衣服及厚约两千页的书都遮挡不住这种荧光。更令人惊奇的是，当用手去拿这块发荧光的纸板时，竟然在纸板上看到了手骨的影像。

这是一种人眼看不见但能穿透物体的射线。因无法解释它的原理，不明它的性质，故借用数学中代表未知数的"X"作为代号，称为 X 射线。后人为纪念伦琴的这一伟大发现，又把它命名为伦琴射线。X 射线的发现在人类历史上具有极其重要的意义，它为自然科学和医学开辟了一条崭新的道路，为此 1901 年伦琴荣获第一届诺贝尔物理学奖。

伦琴及各国科学家反复实践和研究，逐渐揭示了 X 射线的本质，证实它是一种波长极短、能量很大的电磁波。它的波长比可见光的波长更短，波长介于紫外线和 γ 射线之间，为 0.001 ～ 10nm，医用 X 射线波长为 0.001 ～ 0.1nm，可以穿过包括人体在内的大多数物体。

在 X 射线摄影诊断中，当波长为 0.062 ～ 0.093nm 时，脂肪与肌肉对比度最大；一般 X 射线摄影用阳极靶面钨的原子序数为 74，发射标识 X 射线波长为 0.068 ～ 0.031nm；早期乳腺 X 射线机采用钼为靶面，钼的原子序数为 42，其 K 系辐射波长为 0.063 ～ 0.071nm。近几年，由于数字化摄影技术的发展，采用钨（74）、铑（45）等原子序数较高的物质作为靶面，以获取较强 X 射线。

（二）X 射线的产生

X 射线是由能量的转换产生。产生 X 射线的主要器件是 X 射线管，它是用硬质玻璃做外套，内部为真空，有两个相对的电极：一个是产生电子的阴极或负极；另一个是阳极，也叫靶或正极。当 X 射线管两极间有高压时，阴极灯丝电子获得能量，以高速冲向阳极，由于阳极靶面的阻止作用，电子骤然减速而产生 X 射线（图 2-1）。

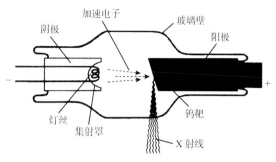

图 2-1　X 射线管结构图

1. X 射线产生的条件　X 射线管之所以能产生 X 射线，还必须具备以下三个条件。

（1）电子源。灯丝通过电流加热，当其达到一定温度后开始向外释放电子，这些电子在灯丝周围形成空间电荷，也称电子云。

（2）高速电子产生。灯丝放射出来的电子，能以高速冲击阳极，还必须具备两个条件：必须在 X 射线管的阴极和阳极间加高电压，两极间的电势差使电子向阳极加速；为防止电子与空气分子撞击而损失能量，X 射线管必须保持高度真空。

（3）电子骤然减速。高速电子的骤然减速是阳极阻滞的结果，此时电子的一小部分能量转化为 X 射线，绝大部分能量转化为热能。因为阳极需要承受高速电子的冲击，所以阳极靶物质一般都是用高原子序数、高熔点的钨制成。阳极的作用有两个：一是阻击高速电子，二是完成高压电路的回路。

2. X 射线产生的原理　X 射线产生的原理，就是高速电子和钨原子相互作用的结果。这是一个比较复杂的过程。简单地说，X 射线的产生就是利用靶物质的三个特性，即核电场、轨道电子结合能、原子存在于最低能级。

当 X 射线管的电子束和钨靶相互作用时，每一个电子的能量等于它的电荷乘以 X 射线管电压，即 $E=eV$，其中，E 为电子能量，e 为电子电荷，V 为 X 射线管电压（kV）。因为电子的电荷不变，所以增加管电压，将会增加电子的能量（E）。

X 射线管电压是指给电子加速的最大管电压，单位用 kV 来表示，用 keV 表示电子能量的单位。实际上，当管电压为 100kV 时，电子束中只有很少数的电子能得到 100keV 的能量，而大多数的电子能量都要比 100keV 小。这是因为 X 射线管管电压不是恒定的，而是脉动的。例如，在一个单相全波整流的电路中，电压从 0 到峰值的变化为 100 次 / 秒，这就造成冲击钨靶的电子能量有所不同。电子在钨靶上丢失能量时，产生的 X 射线有两种，即连续 X 射线和特性 X 射线。

（1）连续 X 射线：当高速电子接近原子核时，电子（带负电荷）由于受核电场（正电荷）的吸引而偏离原来的方向。当方向改变时，电子因丢失能量而减速。此时电子所丢失的能量直接以光子的形式放射出去。这样产生的 X 射线为连续 X 射线。电子在核电场中减速，所放射的 X 射线光子的能量取决于：①电子接近核的情况；②电子的能量；③核电荷。

一个高速电子在能量全部丢失之前，要进行多次这样的作用，需要穿过许多原子层，并且每作用一次，就有一部分能量放射出去。此外，冲击钨靶的电子能量也不相同。有时一个电子可能与原子核相碰，则电子的所有能量就呈现为一个单一 X 射线光子，就造成了普通放射波长分布的广泛性。这种放射只有小于 1% 的能量转换为 X 射线，而绝大能量部分转换为热能。

放射的能量就是电子丢失的能量。因此，X 射线光子能量与电子能量有关，而电子的能量又与管电压（V）有关。X 射线光子能量的大小和它的波长成反比关系。也就是说，X 射线光子的能量越大，它的波长就越短。如果一个电子与原子核相碰，其全部能量转换为 X 射线光子，即是最短波长（λ_{min}）。

$$\lambda_{min}=hc/V=1.24/V（nm）\tag{2-1}$$

例如，管电压峰值（kVp）是 100kV，电子能获得的最大能量是 100keV，其产生的最短波长是 $\lambda_{min}=1.24/100=0.0124nm$。但是，其余大部分 X 射线波长都比最短波长长得多。连续 X 射线能谱中强度最大处的波长是线束最短波长的 1.3 ～ 1.5 倍。连续 X 射线的波谱将随管电压升高而变化。阳极靶物质的原子序数大时，X 射线总能量将随管电流的增大而增加。

（2）特征 X 射线：是高速电子冲击靶物质内层轨道电子而产生的。一个常态的原子经常处于最低能级状态，也就是说，要保持其内层轨道电子是填充满的。如果从钨原子移去一个电子，就会造成这个原子有剩余的正电荷，而成为正离子。原子在恢复正常状态时，K 层电子空位常由 L 层电子补充，这是因为 L 层电子比 K 层电子的能量多。当电子从 L 层转换到 K 层时，将把多余的能量作为 X 射线光子放出，称为 K 系特征放射。

由于特征 X 射线是在原子内层轨道电子跃迁中产生的，因此，不论产生电子空位的原因如何，也不论造成这种空缺的冲击电子的能量大小，只要能造成空缺，产生的特征 X 射线就都是一样的。例如，靶物质钨的 K 层电子结合能为 69.5keV，具有 70keV 以上能量的冲击电子都可以击脱 K 层电子，而产生特性 X 射线。但高速电子必须具有能击脱 K 层电子的最低能量，也即具有一个最低的激发电子压（也称限界电压）。在 X 射线诊断能量范围内，特征 X 射线产生的概率与管电压的关系为：70kV 以下，不产生 K 特征 X 射线；80 ～ 150kV，K 特性 X 射线占 10% ～ 28%；150kV 以上，特征 X 射线减少。

医用 X 射线是一束由连续 X 射线和特征 X 射线组成的混合射线，主要为连续 X 射线。连续 X 射线的波长由最短波长（λ_{min}）到长波长有一个很广的范围。这种 X 射线称为不均等 X 射线。此分布将根据 X 射线管固有滤过、附加滤过、管电压、管电流、整流方式等因素而变化。不均等 X 射线由于滤过板的使用，长波 X 射线被吸收，成为近似均等 X 射线。

（三）X 射线的产生效率

在 X 射线管中产生 X 射线消耗的总能量与阴极电子能量之比，称为 X 射线的产生效率。

$$\eta=X 射线消耗的总能量 / 阴极电子流能量 =K \cdot V^2ZI/VI=KVZ（\%）\tag{2-2}$$

其中，V 为管电压；Z 为靶物质原子序数；I 为管电流；K 为系数。在 X 射线诊断领域内，$K=1.1\times10^{-9}$。例如，管电压为 100kV，靶物质为钨（W），当原子序数是 74 时，X 射线的产生效率为 0.74%，而 99.26% 则为产生的热量。

（四）X 射线强度

X 射线强度是垂直于 X 射线束的单位面积上，在单位时间内通过的光子数和能量的总和，即线束中的光子数乘以每个光子的能量。在实际应用中，常以量与质的乘积表示 X 射线强度。量是线束中的光子数，应用中 X 射线量的单位是毫安秒（mA·s）。质则是光子的能量（也称穿透力）。连续 X 射线波谱中每条曲线下的面积表示连续 X 射线的总强度。影响 X 射线强度的因素如下。

1. 靶物质　在一定的管电压和管电流下，放射量的多少取决于靶物质，即靶物质的原子序数越高，产生 X 射线的效率就越高。X 射线管选用钨或钨合金作为靶物质，是因为它有较高的原子序数（$Z=74$）和相当高的熔点（3370℃）。

另外，还要注意区分靶物质的原子序数与两种不同放射的关系。对连续 X 射线来说，原子序数决定 X 射线量；而对特征 X 射线来说，原子序数决定产生特征 X 射线的波长。例如，钨 K 特征 X 射线的能量变化范围为 57～69keV，而锡（$Z=50$）的 K 特征 X 射线的能量变化范围是 25～29keV，这就说明钨和锡的 K 特征 X 射线的能量不同。

乳腺 X 射线机原来使用钼靶 Mo，现在使用钼靶 Mo、铑靶 Rh、钨靶 W。

2. 管电压　X 射线光子的能量，取决于冲击电子的能量大小，而电子的能量又由管电压来确定。所以，管电压决定了产生 X 射线的最大能量。例如，只有在管电压为峰值时，才会有 100keV 或接近 100keV 的最大能量（最短波长）的 X 射线光子产生。另外，增加管电压也将增加产生 X 射线的量，所以 X 射线强度的增加与管电压的平方成正比。

3. 管电流　在管电压一定下，X 射线强度取决于管电流。因为管电流越大，冲击阳极靶面的电子数越多，产生的 X 射线光子数就多。

4. 高压波形　X 射线发生器产生的高压都是脉动式的。由于整流方式不同，如单相全波、三相六脉冲、三相十二脉冲、变频发生器等，所产生的高压波形的脉动率有很大区别。X 射线光子能量取决于 X 射线的最短波长，也即取决于管电压的峰值。若整流后的脉动电压越接近峰值，其 X 射线强度就越大。

（五）X 射线质的表示方法

1. 半值层（HVL）　使 X 射线强度衰减到初始值一半时所需的标准吸收物质的厚度。它反映了 X 射线束的穿透力，表征了 X 射线质的软硬程度。

2. 电子的加速电压　即加在 X 射线管两端的管电压。

3. 有效能量　在连续 X 射线情况下使用这一概念。

4. 软射线与硬射线　将低能量 X 射线称为软射线，高能量 X 射线称为硬射线。

5. X 射线波谱分布　它表示 X 射线的波长分布或能量分布。此分布将随 X 射线管固有滤过、附加滤过、管电压、管电流、整流方式等因素而变化。

（六）连续 X 射线强度的空间分布

高速电子碰撞阳极靶面所产生的 X 射线分布与靶面倾斜角度有关。靶面倾斜 20° 角时，在通过 X 射线管长轴且垂直于有效焦点平面内，近阳极端 X 射线强度弱，阴极端强，最大值在 110° 处（图 2-2A），其分布是非对称性的；在通过 X 射线管短轴且垂直于有效焦点平面内，在 90° 处 X 射线强度最大（图 2-2B），分布基本上是对称的。靶面出现过热熔解而凹凸不平时，产生的 X 射线强度分布就会改变上述规律，严重影响 X 射线质量，所以出现此种情况时，应该及时更换新的 X 射线管。

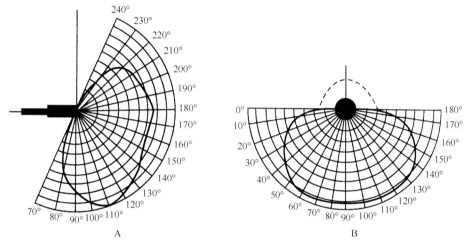

图 2-2　X 射线空间分布
A. X 射线空间分布纵剖面示意图；B. X 射线空间分布横剖面示意图

二、X 射线与物质的相互作用

X 射线本质是一种电磁波，具有波动性和微粒性。其除具有波的干涉和衍射等特性外，X 射线与物质作用时表现出微粒性。

X 射线与物质的相互作用形式有：光电效应、康普顿效应、相干散射、电子对效应与光核反应等。诊断用 X 射线波长范围，主要涉及光电效应和康普顿效应。

（一）光电效应

X 射线与物质相互作用时，X 射线光子的能量全部给了物质原子的壳层电子，获得能量的电子摆脱原子核的束缚，成为自由电子，而 X 射线光子则被物质的原子吸收。这一过程称为光电效应。

在摄影用 X 射线能量范围内，光电效应是 X 射线和物质相互作用的主要形式之一。它是以光子击脱原子的内层轨道电子而发生的，其类似于特征放射的发生过程，但又不完全一样，主要差别是击脱电子的方式不同。光电效应的产物是特征放射、光电子（也叫负离子）和正离子（即缺少电子的原子）。

在产生光电效应的过程中，当一个光子击脱电子时，其大部分能量用于克服电子的结合能，多余能量作为被击脱电子（光电子、负离子）的动能。由于带电粒子穿透力很小，当这个电子进入空间后，很快就被吸收掉，而失掉电子的原子轨道上的电子空位，很快就有电子来补充。这个电子经常是来自同原子的 L 层或 M 层轨道上的电子，有时是自其他原子的自由电子。当电子落入 K 层时放出能量，产生特征放射。但因其能量很低，在很近的距离内又被吸收掉。例如，钙是人体内原子序数最高的元素，它的特征光子的最大能量也只有 4keV。这样小的光子能量从它发生点的几毫米内即可被吸收。但必须注意，常用对比剂碘和钡产生的特征放射会有足够的能量离开人体，而使胶片对比度下降。

1. 光电效应产生的条件　光子能量与电子结合能必须"接近相等"才能产生光电效应。也就是说，光子的能量要稍大于电子的结合能或等于电子的结合能。例如，碘的 K 层电子结合能为 33.2keV，若光子能量为 33.0keV，就不能击脱该层电子。另外，一个具有 34keV 能量的光子，比一个具有 100keV 能量的光子更容易和碘 K 层电子发生作用。这就是说，光子能量的增加，反而会使光电作用的概率下降。实际上，光电效应大约和能量的三次方成反比，即

$$光电效应 \approx 1/（能量）^3 \tag{2-3}$$

在实际 X 射线摄影中，我们通过调整管电压的数值就可以达到调制影像的目的。

轨道电子结合得越紧，越容易产生光电效应。高原子序数元素比低原子序数元素的轨道电子结合得紧。在低原子序数元素中，光电效应都产生在 K 层，因为这一类元素只有 K 层电子结合得比较紧。

对高原子序数的元素，光子能量不足以击脱它的 K 层电子，光电效应常发生在 L 层和 M 层，因为这两层轨道电子结合得都比较紧，容易产生光电效应。所以，光电效应发生率随原子序数的增高而很快地增加，其发生率和原子序数的三次方成正比。

2. 光电效应在 X 射线摄影中的意义　光电效应不产生有效的散射，对胶片不产生灰雾，可增加射线对比度。X 射线的对比度是基于不同组织对 X 射线的吸收差异，这种吸收差越大，则 X 射线对比度越高，进而影像对比度越高。因为光电效应发生率和原子序数的三次方成正比，所以光电效应可扩大不同元素所构成的组织的影像对比。例如，肌肉和脂肪间的对比度很小，如果选用低管电压摄影，就可以利用肌肉和脂肪在光电效应中所产生的较大的吸收差别来获得影像。

在光电效应中，因光子的能量全部被吸收，患者接受的照射量比任何其他作用都多。为了减少对患者的照射，在适当的情况下要采用高能量的射线。

（二）康普顿效应

康普顿效应也称散射效应或康普顿散射。它是在医用 X 射线能量范围内，X 射线与物质相互作用的另一种主要形式。当一个光子击脱原子外层轨道上的电子时，入射光子会发生偏转，以新的方向散射出去。光子能量中的一部分作为反跳电子的动能，而绝大部分作为光子散射。一个光子发生偏转以后，能保留多大能量，由它的原始能量和偏转的角度来决定，即偏转的角度越大，能量的损失就越多。散射光子的方向是任意的，光子的能量越大，偏转角度就越小。但是低能量的光子，在散射效应中，向后散射多。在摄影用（40～150kV）

能量范围内，散射光子仍保留大部分能量，只有很少的能量传给电子。

　　在 X 射线摄影中所遇到的散射线，几乎都是来自这种散射。在实际工作中无法避免散射线的产生，只能想办法消除或减少它的影响。

（三）相干散射

　　X 射线与物质相互作用能发生干涉的散射过程，称为相干散射。在此过程中，一个束缚电子吸收入射光子能量跃迁到高能级，随即放出一个能量等于入射光子能量的散射光子。由于电子未脱离原子，故光子能量损失可忽略不计，相干散射不产生电离过程。在医用 X 射线能量范围内，相干散射产生的概率只占 5%。

（四）电子对效应与光核反应

　　在医用 X 射线能量范围内不会产生电子对效应与光核反应。因为电子对效应产生所需要的光子能量是 1.02MeV，而光核反应所需光子能量要求在 7MeV 以上，所以这两种作用形式对 X 射线摄影无实际意义。

（五）相互作用效应产生的概率

　　在医用 X 射线能量范围内，光电效应占 70%，康普顿效应占 25%，相干散射占 5%。

　　（1）对低能量射线和高原子序数的物质，光电效应是主要的，它不产生有效的散射，对胶片不产生灰雾，因而可产生高对比度的 X 射线影像，但会增加被检者对 X 射线的接收剂量。

　　（2）散射效应是 X 射线和人体组织之间最常发生的一种作用，几乎所有散射线都是由此产生的。它可使影像质量下降，严重时会使我们看不到影像的存在，但与光电效应相比，可减少患者的照射量。

　　（3）X 射线与物质相互作用效应的产生比率将随能量、物质原子序数等因素的改变而变化。就人体而言，脂肪和肌肉的原子序数要低于骨骼，与 X 射线相互作用时以散射作用为主，光子能量很低时除外。对于骨骼，低能量时主要是光电效应，高能量时以散射为主。常用对比剂碘和钡属于高原子序数的元素，以光电效应为主。

　　总之，X 射线和物质的各种相互作用都有其重要性。就 X 射线摄影而言，各种作用的结果使 X 射线强度减小，这是 X 射线影像形成的基本要素。

三、X 射线的吸收与衰减

（一）距离的衰减

　　X 射线在传播过程中其强度与距离平方成反比，在真空中是成立的，在有空气的空间内严格来说是不成立的，但由于空气引起的衰减甚微，在一般 X 射线摄影中可以忽略不计，平方反比定律仍可适用。

（二）物质吸收的衰减及其影响因素

1. 物质吸收的衰减过程　X 射线除距离衰减外，还有物质导致的衰减。在诊断 X 射线能量范围内，X 射线与物质相互作用形式主要是光电效应和康普顿效应，因此，X 射线强度由于吸收和散射而衰减。在光电效应下，X 射线光子被吸收；在康普顿效应下，X 射线光子被散射。X 射线与物质相互作用中的衰减，反映出物质吸收 X 射线能量的差异，这也正是 X 射线影像形成的基础。

2. 影响衰减的因素　衰减与 X 射线的波长、透过物质等因素有关，主要因素有以下几种。

（1）X 射线的能量：当 X 射线能量增加时，光电作用的百分数下降；当原子序数增大时，光电作用增加。短波 X 射线的 μ 值小。

（2）吸收物质的原子序数：原子序数大的物质，μ 值大。

（3）物质的密度：在一定厚度中，组织密度决定着原子、电子的数量，也就决定了组织阻止射线的能力，密度大的物质，μ 值大。

（4）每克物质的电子数：电子数多的物质比电子数少的物质更容易衰减射线。一定厚度的电子数取决于密度，也就取决于 $1cm^3$ 的电子数，这是临床放射学中影响 X 射线衰减的主要因素。

3. 人体对 X 射线的衰减　人体各组织对 X 射线的衰减由大到小依次为骨、肌肉、脂肪，由于这一差别即形成了 X 射线影像的对比度。在人体中 X 射线主要通过康普顿效应和光电效应两种作用形式衰减。

（1）组织密度：人体软组织的密度与水相当（密度为 $1g/cm^3$）。水的密度是 $1g/cm^3$，有效原子序数为 7.43；骨的密度是 $1.9g/cm^3$，有效原子序数是 14；空气的密度是 $129.3 \times 10^{-5}g/cm^3$，有效原子序数是 7.64。X 射线与人体组织的相互作用与组织的密度成正比，如果密度增加一倍，作用中的电子数就增加一倍，X 射线作用的机会也就增加一倍。因此，厚度相同的被照体，密度大的对 X 射线衰减多。

（2）人体的线性衰减系数：在波长为 $(0.1 \sim 1) \times 10^{-8}cm$ 时测定的各组织的衰减系数为

肌肉　$\mu_m = (2.2\lambda^3 + 0.18) \times 1 = 2.2\lambda^3 + 0.18$

脂肪　$\mu_f = (1.8\lambda^3 + 0.18) \times 0.94 = 1.692\lambda^3 + 0.1692$

骨　　$\mu_b = (11\lambda^3 + 0.18) \times 1.9 = 20.9\lambda^3 + 0.342$

空气　$\mu_a = (2.6\lambda^3 + 0.18) \times 0.0013 = 0.00338\lambda^3 + 0.000234$

4. X 射线的滤过　医用 X 射线是一束连续能谱的混合射线。当 X 射线透过人体时，绝大部分低能射线被组织吸收，增加了皮肤照射量，为此需要预先把 X 射线束中的低能成分吸收掉，此即 X 射线滤过。

（1）固有滤过：指 X 射线管组件本身的滤过，包括 X 射线管的管壁、绝缘油层、管套上的窗口和不可拆卸的滤过板。固有滤过一般用铝当量（mmAl）表示，即一定厚度的铝板和其他物质对 X 射线具有同等量的衰减时，此铝板厚度称为滤过物质的铝当量。

（2）附加滤过：从广义上讲，从 X 射线管窗口至被检体之间所通过材料的滤过总和为附加滤过。在 X 射线摄影中，附加滤过指 X 射线管窗口到被检体之间所附加的滤过板。一般来说，对低能量射线，采用铝滤过板；对高能射线，采用铜与铝的复合滤过板，使用时将铜面朝向 X 射线管。

四、X 射线的特性

（一）物理效应

1. 穿透作用　是指 X 射线通过物质时不被吸收的能力。X 射线能穿透一般可见光所不能透过的物质。可见光因其波长较长，光子具有的能量很小，当照射到物体上时，一部分被反射，大部分被物质吸收，不能透过物体；而 X 射线则不然，因其波长短，能量大，当照在物质上时，仅一部分被物质吸收，大部经由原子间隙而透过，表现出很强的穿透能力。X 射线穿透物质的能力与 X 射线光子的能量有关，X 射线的波长越短，光子的能量越大，穿透力越强。X 射线穿透物质的能力也与物质密度有关，密度大的物质，对 X 射线吸收多，透过少；密度小的物质，对 X 射线吸收少，透过多。利用这种吸收差异可以把密度不同的骨骼、肌肉、脂肪等软组织区分开来。这正是 X 射线透视和摄影的物理基础。

2. 电离作用　物质受 X 射线照射时，使核外电子脱离原子轨道，这种作用称为电离作用。在光电效应和散射过程中，出现光电子和反冲电子脱离其原子的过程称为一次电离，这些光电子或反冲电子在行进中又和其他原子碰撞，使被击原子逸出电子称为二次电离。在固体和液体中，电离后的正、负离子将很快复合，不易收集。但在气体中的电离电荷却很容易收集起来，因此利用电离电荷的多少可测定 X 射线的照射量：X 射线测量仪器正是根据这个原理制成的。由于电离作用，气体能够导电；某些物质可以发生化学反应；在有机体内可以诱发各种生物效应。电离作用是 X 射线损伤和治疗的基础。

3. 荧光作用　由于 X 射线的波长很短，因此是不可见的。但它照射到某些化合物（如磷、铂氰化钡、硫化锌镉、钨酸钙等）时，由于电离或激发，在原子处于激发状态，原子回到基态过程中，因价电子的能级跃迁而辐射出可见光或紫外线，这就是荧光。X 射线使物质释放出可见荧光的作用称为荧光作用。荧光的强弱与 X 射线量成正比。这种作用是 X 射线应用于透视的基础。在 X 射线诊断工作中，利用这种荧光作用可制成荧光屏、增感屏及影像增强器中的输入屏等。例如，荧光屏用于透视时可观察 X 射线通过人体组织的影像，增感屏用于摄影时可增强胶片的感光量。

4. 热作用　物质所吸收的 X 射线能中大部分被转变成热能，使物体温度升高，这就是热作用。

5. 干涉、衍射、反射与折射作用　这些作用与可见光一样，在 X 射线显微镜、波长测定和物质结构分析中都能得到应用。

（二）化学效应

1. 感光作用　与可见光一样，X 射线能使胶片感光。当 X 射线照射到胶片上的溴化银时，银粒子沉淀而使胶片产生"感光作用"。胶片感光的强弱与 X 射线量成正比。当 X 射线通过人体时，因人体各组织的密度不同，对 X 射线量的吸收不同，导致胶片上所获得的感光度不同，从而获得 X 射线的影像。这就是应用 X 射线进行摄片检查的基础。

2. 着色作用　某些物质，如铂氰化钡、铅玻璃、水晶等，经 X 射线长期照射后，其结晶体脱水而改变颜色，称为着色作用。

（三）生物效应

当 X 射线照射到生物机体时，生物细胞受到抑制、破坏甚至坏死，致使机体发生不同程度的生理、病理和生化等方面的改变，称为 X 射线的生物效应。

不同的生物细胞，对 X 射线有不同的敏感度。一方面，X 射线可以治疗人体的某些疾病，如肿瘤等；另一方面，它对正常机体也有伤害，因此使用时要注意人体的防护。X 射线的生物效应归根结底是由 X 射线的电离作用造成的。

X 射线由于具有如上效应，被广泛应用于工业、农业、科学研究等各种领域，如工业探伤、晶体分析等。在医学上，X 射线技术已成为对疾病进行诊断和治疗的专门学科，在医疗卫生事业中占有重要地位。

第二节　乳腺 X 射线摄影基础

乳房主要由脂肪、腺体组织、结缔组织、皮肤、血管等组织组成，同属于软组织范畴，当 X 射线能量较高时，其线衰减系数相近，各种组织在图像上不易区分。乳腺屏 – 胶系统摄影采用的是钼靶 X 射线机，源于钼靶弥补了钨靶的不足，在管电压 20～40kV 之间，产生 K 系标识射线，得到的图像对比度高、层次丰富。近年来，数字乳腺 X 射线机广泛应用于临床，作为接收器平板探测器替代了屏 – 胶系统，平板探测器密度分辨力高，更有利于接收钨靶产生的 X 射线，得到信息量等大的图像，更有利于致密性乳腺病灶的检出，同时也更有利于体层合成摄影的实现。

乳腺 X 射线摄影检查具有诊断正确性高、检查费用相对较低及操作简便等优点，在诸多影像检查手段中不失为有效、经济的方法，是乳腺疾病影像学检查最重要和首选的方法，并且是应用于乳腺癌普查最为有效的检查手段。乳腺 X 射线摄影可以发现 59% 的直径小于 1.0cm 的非浸润癌及 53% 的浸润癌，早期诊断可使乳腺癌患者的死亡率低至 30%～50%。乳腺 X 射线检查的敏感性的高低与影像的对比度、分辨力、压迫方法正确与否、投照方法等密切相关。

与普通 X 射线摄影相比，乳腺 X 射线摄影对仪器设备和图像质量的要求更为严格，具体包括：①要求影像的对比度高，噪声相对低，才能显示极细小的钙化和纤细的纤维索条；②高对比度的同时要有足够大的密度变化范围；③被检者受照射的剂量应尽可能低；④乳腺各个部分均包含在片中而无遗漏。高质量的照片是发现早期癌变从而提高治愈率的重要前提。

一、乳腺摄影 X 射线的产生

（一）乳腺用 X 射线管

当对乳腺等软组织进行 X 射线摄影时，为了达到软组织的高对比度，需要使用能量低、波长长的软 X 射线，需使用软 X 射线管来产生软 X 射线。软 X 射线管具有以下特点：X 射线输出窗的固有过滤小，在低管电压时能产生较大的管电流，焦点小，功率小，几何尺寸小。

乳腺用 X 射线管设备结构特点如下。

1. X 射线的滤过　管壳的 X 射线管的输出窗口一般用原子序数为 4、厚度为 0.5mm 的铍制成，其 X 射线吸收性能低于玻璃，固有滤过很小，软 X 射线极易通过，可获得大剂量的软 X 射线。油层和窗口材料：尽量减薄油层的厚度，用容易透过 X 射线的材料制作组合机头的窗口。附加滤过：位于组合机头窗口和遮线器之间，现在使用的滤过板有钼、铑、铝。

2. 软 X 射线管的阳极靶　一般是由钼（Mo，原子序数为 42，输出能量集中在 17keV，熔点 2622℃）、铑（Rh，原子序数为 45，输出能量为 20keV，熔点为 1966℃）或者钨（W，原子序数 74，输出能量为 23keV）制成的。

3. 极间距离短　普通 X 射线管的极间距离为 17mm 左右，而软 X 射线管的极间距离一般只有 10～13mm。由于极间距离缩短，在相同灯丝加热电流情况下，软 X 射线管的管电流比一般 X 射线管的管电流要大。

（二）焦点和靶 - 片距

图像分辨力受设备系统模糊度、几何模糊度及运动等影响。乳腺 X 射线摄影要求较高的分辨力，所以 X 射线管焦点大小尤为重要。为了减少几何失真，乳腺与探测器之间的距离应尽可能小，乳腺与焦点的距离应尽可能大。乳腺 X 射线管为双焦点，一般分别为 0.1/0.3，对于放大乳腺摄影，焦点大小则更为重要，最好在 0.1～0.2 之间。在 X 射线成像技术中，焦点越小，图像的几何模糊度越小，图像越清晰。因此，为达到这种要求，乳腺 X 射线摄影设备必须采用小焦点的 X 射线管。

1. 乳腺 X 射线波谱　X 射线管发出的 X 射线由两部分组成：一部分为连续射线，即轫致辐射所产生的波长不等、能量不同的连续混合 X 射线；另一部分是由靶物质所决定的标识射线，它是在连续射线谱上出现的几个向上突出的尖端，代表一些强度较大、波长为一定数值的 X 射线。钼靶 X 射线能谱见图 2-3。

由于乳腺组织天然对比度较差，所以乳腺 X 射线波谱以低能量 X 射线为主。低能量 X 射线可增加乳腺软组织 X 射线对比度，随着 X 射线能量升高，乳腺软组织 X 射线对比度会降低。当乳腺较厚或腺体、纤维组织较多时，低能量 X 射线又不能穿透乳腺组织，增加曝光时间也不能穿透较厚和致密的乳腺组织，只会产生曝光不足的影像和增加不必要的辐射剂量。在照射剂量适当的情况下，含纤维、腺体较多的乳腺组织比含脂肪和疏松结缔组织较多的乳腺吸收 X 射线量多，反映在影像上即为乳腺密度的差异。

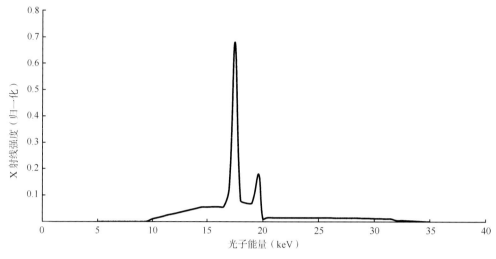

图 2-3 钼靶 X 射线能谱示意图

由于乳腺摄影的 X 射线谱线中高能 X 射线含量较多会降低组织的对比度，而低能 X 射线含量较多则会使受照剂量增加，因此，乳腺摄影的 X 射线应当尽可能接近适宜于乳腺厚度和密度的最佳谱线。

X 射线管产生的 X 射线束所具有的光子能谱由多个因素确定，构成它的光子既有轫致辐射的产生又有标识辐射的产生。就其轫致辐射和标识辐射的相对组成来说，与阳极材料、千伏数和滤过作用有关，即辐射谱线取决于 X 射线管的靶物质、靶 / 滤过组合及所用 X 射线设备的峰值电压等。

（1）靶物质：任何元素的特征 X 射线的波长是固定不变的。特征 X 射线只有在管电压达到一定数值以后才出现，这个最低管电压即是特征 X 射线的最低激发电压。这就是说高速电子的能量只有等于或大于 K 层电子的结合能时才能把 K 层电子击脱，产生 K 系特征 X 射线。在医用诊断 X 射线中，K 系特征 X 射线因具有波长恒定，单色性强，能量高等特点，是 X 射线摄影的最佳谱线，其他 L、M、N 等各系，由于波长较长，能量较低，均被 X 射线管壁和滤过层吸收。不同靶原子出现特征 X 射线的激发电压与原子序数的平方成正比。用于乳腺摄影的 X 射线管多采用钼靶而不是普通 X 射线机所用的钨靶，主要是由于钼的原子序数是 42，小于钨的原子序数 74，由于原子序数低，受激发所产生 K 系特征 X 射线的管电压相对钨靶低，其产生的 X 射线谱线中有较多的低能量射线，更适宜软组织摄影，因此采用金属钼作为阳极靶面，辐射出波长为 0.063nm 和 0.07nm 的双峰特征 X 射线，所以也将乳腺 X 射线摄影称为钼靶摄影。乳腺 X 射线摄影最适宜的 X 射线波长为 0.06 ~ 0.09nm。乳腺 X 射线摄影主要应用钼靶辐射的特征 X 射线，可以使乳腺组织产生较好的 X 射线对比度，有利于乳腺结构的显示。

致密型乳腺组织和肿瘤等病变组织对 X 射线的衰减极为相似，在钼靶机上两者 X 射线对比度非常接近。为了提高致密型乳腺的影像质量，近年来开始使用其他阳极靶面材料：铑或钨靶。铑 / 钨产生的 X 射线能量较钼靶稍高，穿透能力增强，对于致密性乳腺能产生较好的影像质量。钨靶 X 射线能谱见图 2-4。

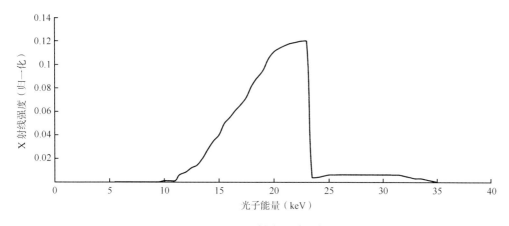

图 2-4　钨靶 X 射线能谱示意图

（2）滤过和靶 / 滤过组合：在影响影像质量和吸收剂量的众多因素中，阳极靶 / 滤过组合是通过优化 X 射线能谱进行调整的。X 射线辐射在医学成像中的特征之一是它的穿透能力。当不同能量的光子组成的 X 射线束穿透物质时，一部分被吸收或散射，另一部分则完全穿透物质。光子的能量不同，其穿透物质时的衰减系数也不相同，把这种作用称为滤过作用。因为 15 ～ 25keV 是产生乳腺 X 射线吸收差异的最佳能谱范围，钼滤过具有 20keV 的吸收峰，可在得到低能 X 射线的同时去除造成对比度降低的高能成分，选择性地提取出钼靶产生的标识 X 射线，可获得对比度较高的影像。但随着乳腺密度和厚度的增加，所需能量随之提高，透过乳腺的高能 X 射线成分相对增加，使对比度明显降低。而 Rh 滤过的吸收峰为 23.2keV，比钼滤过增加了 20 ～ 23.2keV 连续 X 射线的高能成分，可在不降低对比度的同时提高 X 射线的穿透力，减少辐射剂量。钨靶发出的光谱能量比钼靶能量更高，它没有低能的特征 X 射线，在低能范围内强度较小，在能量为 20k ～ 23.2keV 时强度增加，K 边缘以上的光子经滤过后显著减少，所以只需较少剂量就可获得较高对比度的影像。

有效的光谱范围取决于所选的靶物质、滤过层材料及滤过层的厚度。油层和窗口材料，尽量减薄油层的厚度，用易透 X 射线的材料制作组合机头的窗口。附加滤过，位于组合机头窗口与遮线器之间，现在使用的滤过板有钼、铑、铝、银等。

（3）峰值电压：X 射线束中最大光子能量等于轰击电子的最大能量，而电子的最大能量取决于管电压的峰值。管电压的改变可以影响 X 射线谱的幅度和位置。当管电流不变时，随管电压的升高，连续 X 射线谱的最短波长和最长波长的位置均向短波方向（即高能端）移动，而且所占总 X 射线量的比例减少。另外，随着管电压升高，标识 X 射线谱的位置不变，但所占比例明显增加。当使用较高的电压时，标识辐射可以达到总辐射的 25% 以上。

因此，峰值电压越高，X 射线谱中所含的高能射线就越多；峰值电压越低，X 射线谱所含的低能射线量就越多。在乳腺 X 射线摄影时，对于某一特定的靶 / 滤过组合，不同厚度和密度的乳腺组织应选用不同的峰值电压。目前大多数乳腺 X 射线摄影机均装备有自动曝光控制系统，可以自动调节到较理想的峰值电压值。

2. 散射线的影响与抑制　从 X 射线管发出的原发射线进入人体后，一部分透过人体组织，另一部分与人体组织作用产生光电效应、康普顿效应等，这些效应同时进行。经过吸收后的 X 射线，成为两种射线从人体射出：①减弱的原发射线，即带有信息的有用射线；②康普顿效应产生的散射线。就乳腺 X 射线摄影而言，大的或致密型的乳腺要比小的脂肪组织含量多的乳腺产生的散射线多，散射线会降低影像对比度。减少散射线的方法主要有以下三种。

（1）使用滤线栅：滤线栅是由一系列向焦排列的铅条组成的，置于被照乳腺和影像接收系统之间。它只允许与原发射线方向一致的射线通过，而所有斜行射向胶片的射线均被吸收，这样就有效地减少了散射线，从而提高了图像质量。为避免曝光时铅条在图像上形成细纹，可以使其在曝光时沿垂直于射线的方向快速运动。滤线栅的效率用栅比（即铅条的高度和相邻铅条间隙之比）来评价。栅比越大，滤线栅的滤过效率越高。乳腺摄影时所用的滤线栅的栅比通常为（4～5）∶1。与不使用滤线栅相比，图像质量有明显的提高。由于滤线栅不仅吸收散射线，也吸收一部分有用射线，它的使用必将增大曝光时的辐射剂量，栅比越大，所需要增加的射线剂量也越大。目前，有些设备采用蜂窝状滤线栅，可吸收 X、Y 轴双向散射线，从而提高了图像质量。

（2）良好压迫：在同一曝光条件下，乳腺组织的厚度增加，即被照体的厚度增加，散射线随之增加。良好有效的压迫可以降低乳腺组织的厚度，减少散射线，从而在降低 X 射线剂量的同时提高图像的质量。在实际工作中，通常对乳腺组织进行压迫，以减少乳腺组织厚度，降低管电压，减少散射线的产生。

（3）空气间隙法：空气间隙法是利用空气可吸收能量较低的 X 射线及 X 射线衰减与距离的平方成反比的规律，在增加人体与影像接收器之间的距离后，一部分与原发射线成较大角度的散射线射出影像接收器外，使到达影像接收器的散射线强度大大减少。但到达影像接收器的原发射线也随之减少，需增加曝光量，或通过选用对 X 射线更加敏感的影像接收器等措施予以补偿，以达到应有的感光效果。放大乳腺摄影采用这种方法来消除散射线。

二、乳腺屏 – 胶系统摄影

X 射线穿过乳腺和滤线栅就可以到达影像接收系统成像。随着计算机及各种技术的发展，影像接收器从屏 – 胶系统、成像板（IP）发展至平板探测器。目前医院的乳腺设备已几乎全部普及平板探测器，提高了图像分辨力及病灶检出率。

屏 – 胶系统包括增感屏、单面乳胶胶片等。

（一）增感屏

增感屏在吸收 X 射线后，发光层的磷原子会被激发而发出一定量的可见光。增感屏最终的增强效果取决于增强剂的物质、发光层的厚度、表层涂料的分布及屏的染色。增感屏越厚，晶体结构越粗糙，其增强效应越显著，但是在增强影像的同时，会牺牲图像的清晰度。此外还会使图像的噪声增加，因为此时实际需要的 X 射线剂量减少。由于增感屏对图像分辨力有很大的影响，为了满足乳腺 X 射线摄影对清晰度的要求，只能使用分辨力达到 14 ~ 18lp/mm 的增感屏。

（二）单面乳胶胶片

与普通 X 射线摄影所用胶片不同，乳腺 X 射线摄影应采用专门的单面乳胶胶片。之所以不提倡使用双面乳胶胶片，是因为从增感屏的发光层发出的光子一般没有固定方向，胶片的乳胶层距离增感屏的发光层越远，所投照的点直径越大，双面乳胶的胶片会因与发光层的距离差异产生交叉效应，造成图像模糊。

（三）屏 – 胶接触

增感屏的发光层面应与胶片的乳胶层面相邻接，并置于胶片的后方，所以必须确保胶片与屏密切接触，否则会使图像明显模糊。如果将增感屏置于胶片的前方，其发光层各发光中心距胶片的乳胶层距离较大，会使影像的模糊度增加，因此增感屏应置于胶片的后方。

（四）胶片的特征曲线

图像的清晰度主要取决于增感屏，而图像的对比度与胶片和冲洗过程密切相关。由于不同高分辨力的增感屏差别很小，屏 – 胶系统的敏感性及由其所决定需要的 X 射线量则主要取决于胶片的选择。

乳腺 X 射线胶片的对比性能主要体现在它的特征曲线上，即可用相关的变量值来表示。它表示胶片密度与所受 X 射线剂量之间的相关性。曲线越陡直，则说明对比越强。胶片的黑化度用 X 射线剂量的对数值表示。

由于诊断的需要，一般希望不同的密度区域都有很好的对比。事实上，当胶片密度低于 0.6 时曲线较为平直，当密度高于 2.2 时，人眼已经不能分辨在此范围之外的密度变化，即使在高强光灯下也只能分辨出低于 2.8 的密度差异。因此，胶片的有效密度范围被限定在 0.6 与 2.2 ~ 2.8 之间。使影像产生良好的密度对比（如有用的视觉密度范围，Y 轴）的曝光范围（X 轴），称为成像目标区域。如果胶片的对比度太高，这一区域将会太窄，意味着乳腺内密度较高和较低的区域不能包括在有效的视觉密度范围内。也就是说，这些密度区域内的乳腺组织的密度差别将不能被人眼所识别，表现为过度曝光或曝光不足。在乳腺体积过大或腺体组织过于致密的时候，也会发生这种情况，因此需要优化对比，以达到最佳诊断状态。

三、乳腺计算机 X 射线摄影

科学地讲，计算机 X 射线摄影（CR）应该是光激励存储荧光体（photostimulable storage phosphor，PSP）成像，或称为存储荧光体成像（storage phosphor imaging）、数字存储荧光体成像（digital storage phosphor imaging）和数字化发光 X 射线摄影（digital luminescence radiography）。

CR 利用 IP 取代传统的屏 - 胶体系，进行患者影像的高敏感性记录，尽管看上去与传统的增感屏相似，但其功能有很大的差异，它在光激励荧光体中记录 X 射线影像，并使其影像信息以电信号方式提取出来。常规的屏 - 片组合，因曝光的宽容度小，图像质量很大程度上取决于曝光条件。而 CR 系统因 IP 获取的信息能自动调节和放大增益，可在允许范围内对摄影部位以较大 X 射线曝光宽容度获取稳定的最适宜的光学密度影像。这样就可以最大限度地减少重拍率。

（一）CR 影像特点

1. 灵敏度较高　即使是采集较弱的信号时也不会被噪声所掩盖而无法显示；具有很高的线性度，所谓线性就是指影像系统在整个光谱范围内得到的信号与真实影像的光强度呈线性关系，即得到的影像与真实影像能够很好地吻合。人眼对光的感应为对数关系，对细微的细节改变不易觉察，但在临床研究中往往需要做一些定量的测量，所以良好的线性度至关重要，CR 系统具有良好的线性。

2. 动态范围大　CR 系统能够同时检测到极强和极弱的信号，又能把一定强度的影像信号分得更细，使影像显示出更丰富的层次。

3. 识别性能优越　CR 系统装有曝光数据识别技术和直方图分析，能更加准确地扫描出影像信息，显示出高质量图像。

4. CR 系统曝光宽容度较大　常规屏 - 胶系统因曝光宽容度较小，图像质量很大程度上取决于摄影条件。CR 系统可在影像板获取的信息基础上自动调节光激励发光（photo-stimulable luminescence，PSL）的量和放大增益，可在允许的范围对摄影的物体以任何 X 射线曝光剂量获取稳定的、最适宜的影像密度，同时获得高质量的影像。这样可以最大限度地减少重拍率，降低被检者的辐射损伤。

（二）CR 的优点

（1）X 射线曝光量比常规 X 射线摄影有一定程度的降低。

（2）用 IP 替代胶片可重复使用。

（3）可与原有的 X 射线摄影设备匹配使用。

（4）具有多种处理技术：谐调处理、空间频率处理、时间减影、能量减影、体层伪影抑制、动态范围控制；具有多种后处理功能，如测量（大小、面积、密度）、局部放大、对比度调节、对比度反转、影像边缘增强、多幅显示及减影等。

（5）显示的信息易被诊断医生阅读、理解，且质量更易满足诊断要求。

（6）可数字化存储，可进入网络系统，可节省部分甚至全部胶片，也可节约片库占有的空间及经费。

（7）实现数据库管理，有利于查询和比较，实现资料共享。

（三）CR 的不足

1. 时间分辨力差　时间分辨力差，不能满足动态器官和结构的显示。

2. 空间分辨力低　在细微结构的显示上，与常规 X 射线检查的屏 – 胶组合相比，CR 系统的空间分辨力有时显得不足。

（四）CR 系统的构造

CR 系统使用 IP 为探测器，利用现有的 X 射线设备进行 X 射线信息的采集来实现图像的获取。它主要由成像板、影像阅读器、影像处理工作站、影像存储系统组成。IP 是 CR 成像系统的关键元件，作为记录人体影像信息、实现模拟信息转化为数字信息的载体，代替传统的屏 – 胶系统。它既适用于固定式 X 射线机，也可用于移动式床边 X 射线机，既可用于普通的 X 射线摄影，也可用于体层摄影、胆囊造影、静脉肾盂造影和胃肠检查，具有很大的灵活性和多用性。IP 可以重复使用，但不具备影像显示功能。

从外观上看 IP 就像一块增感屏，由表面保护层、光激励荧光物质层、基板层和背面保护层组成。影像板成像层的氟卤化钡晶体中含有微量的二价铕离子，作为活化剂形成了发光中心。成像层接收 X 射线照射后，X 射线光子的能量以潜影的形式储存，然后经过激光扫描激发所储存的能量而产生荧光，继而被读出转换为数字信号馈入到计算机进行影像处理和存储。CR 影像的获取过程也是影像板的工作过程，即经过 X 射线曝光后的暗盒插入 CR 系统的读出装置，IP 被自动取出，由激光束扫描，读出潜影信息，然后经过强光照射消除 IP 上的潜影，又自动送回到暗盒中，供摄影反复使用。

IP 的规格与常规胶片一致，一般有 35cm×43cm（14in[①]×17in）、35cm×35cm（14in×14in）、25cm×30cm（10in×12in）和 20cm×25cm（8in×10in）四种。根据摄影技术的种类，IP 可分为标准型（ST）、高分辨型（HR）、减影型及多层体层摄影型。

乳腺 CR 摄影使用乳腺专用 IP 及暗盒，规格为 18cm×24cm，摄取乳腺内外侧斜位（MLO）时不能包括腋窝组织。

成像板升级改善了敏感度、清晰度和坚韧性，同时与旧的成像板兼容。电子束处理外涂层，用于保护成像板免于机械磨损和化学清洁剂的损伤。在正常条件下，成像板的使用寿命为 10000 次。

（五）影像阅读器

影像阅读器的功能是阅读 IP、产生数字影像、进行影像简单处理，并向影像处理工作站或激光打印机等终端设备输出影像数据。它首先将曝光后的 IP 从暗盒中取出，然后放置在第一堆栈里，直到激光扫描仪准备好。

IP 经激光扫描后，提取的数字化影像被送到内部影像处理器进行灰度和空间频率处理，经处理后的数据再被送至激光打印机或影像处理工作站。影像读取完成后，IP 的潜影被消除，存储在第二堆栈内，等待装入暗盒。

（六）影像处理工作站

影像处理工作站具有影像处理软件，提供不同解剖成像部位的多种预设影像处理模式，

---

① 1in=2.54cm。

实现影像的最优化处理和显示，并进行影像数据的存储和传输。影像处理工作站可以进行影像的查询、显示与处理（放大、局部放大，亮度、对比度调节，旋转，边缘增强，添加注解、测量和统计等），并把处理结果输出或返回影像服务器。

（七）监视器

监视器用于显示经影像阅读处理器处理过的影像。

（八）存储装置

存储装置用于存储经影像阅读处理器处理过的数据，有磁盘阵列、磁带阵列等。

（九）CR 成像的基本原理

1. 信息采集（information acquisition） 传统的 X 射线摄影都是以普通的 X 射线胶片为影像接收器，接受一次性曝光后，经冲洗形成影像。但是，所获得的影像始终是一种模拟信息，不能进行任何处理。CR 系统实现了用成像板来接收 X 射线的模拟信息，然后经过模 / 数转换实现影像的数字化，从而使传统的 X 射线影像能够进入存储系统进行处理和传输。

2. 信息转换（information transformation） 信息转换是指存储在 IP 上的 X 射线模拟信息转化为数字化信息的过程。CR 的信息转换部分主要由激光阅读仪、光电倍增管和模 / 数转换器（analog to digital converter，ADC）组成。IP 在 X 射线下受到第一次激发时存储连续的模拟信息，在激光阅读仪中进行激光扫描时受到第二次激发，而产生荧光（荧光的强弱与第一次激发时的能量精确地成比例，呈线性正相关），该荧光经高效光导器采集和导向，进入光电倍增管转换为相应强弱的电信号，然后进行增幅放大、模数转换成为数字信号。

3. 信息处理（information processing） 信息处理是指用不同的相关技术，根据诊断的需要对影像进行处理，从而达到影像质量的最优化。CR 的常用处理技术包括有谐调处理技术、空间频率处理技术和减影处理技术。

4. 信息的存储与传输（archiving and output of information） 在 CR 系统中，IP 被扫描后所获得的信息可以同时进行存储和打印：一个是影像信息上传医学图像存储与传输系统（picture archiving and communication systems，PACS）网络保存，便于医学诊断进行检索；另一个是传送影像信息到打印机上进行打印输出。

（十）CR 影像的读取

1. 激光扫描 由氦氖激光管或二极管发出的激光束，经由几个光学组件后对成像板进行扫描。为了保持恒定的聚焦和在光激励存储荧光体板上的线性扫描速度，激光束经过一个透镜到达一个静止镜面。激光束横越成像板的速度的调整，要根据激励后发光信号的衰减时间常数来确定（$BaFBr：Eu^{2+}$ 约为 0.8ms），这是一个限制读出时间的主要因素。激光束能量决定着存储能量的释放，影响着扫描时间、荧光滞后效果和残余信号。较高的激光能量可以释放更多的俘获电子，但后果是由于在荧光体层中激光束深度的增加和被激发可见光的扩散而引起空间分辨力降低。当到达扫描线的终点时，激光束折回起点。成像板同步移动，传输速度经过调整使得激光束的下次扫描从另一行扫描线开始。成像板的扫描和传送继续以光栅的模式覆盖屏的整个区域。扫描方向、激光扫描方向或快速扫描方向都是指沿激光束偏转路径的方向，慢扫描、屏扫描或副扫描方向是指成像板传送方向。成像板的传送速度根据给定成像板的尺寸来选择，使扫描和副扫描方向上的有效采样尺寸相同。激光经过成像板时光激励发光的强度与这个区域吸收的 X 射线能量成正比。读出过程结束后，残存的潜影信号保留在荧光屏中。在下一次使用前，需要用高强度的光源荧光对屏上残存信号进行擦除。

2. 光激励发光信号的探测与转换　光激励发光从成像板荧光层的各个方向发射出来，光学采集系统（沿扫描方向上位于激光 – 荧光体界面的镜槽或丙烯酸可见光采集导向体）捕获部分发射的可见光，并将其引入一个或多个光电倍增管（PMT）的光电阴极。光电阴极材料的探测敏感度与光激励发光的波长（如 400nm）相匹配。从光电阴极发射出的光电子经过一系列 PMT 倍增电极的加速和放大，增益（也就是探测器的感度）的改变可通过调整倍增电极的电压来实现，因此可以获得有用输出电流，以满足适宜影像质量的曝光量。输出信号的数字化需要最小和最大信号范围的确认，因为大多数临床使用曝光量在 100 ～ 400 动态范围内改变。

3. 数字化　是将模拟信号转换成离散数字值的一个过程，由信号采样和信号量化两步组成。采样确定了光激励存储荧光体接收器上特定区域中光激励发光信号的位置和尺寸，量化则确定了在采样区域内信号幅度的平均值。光电倍增管的输出在特定的时间频率和激光扫描速率下测量，然后根据信号的幅度和可能数值的总量将其量化为离散整数。

ADC 转换光电倍增管信号的速率远大于激光的快速扫描速率（大约快 2000 倍，与扫描方向的像素数相对应）。特定信号在扫描线上某一物理位置的编码时间与像素时钟相匹配。因此，在扫描方向上，ADC 采样速率与快速扫描（线）速率间的比率决定着像素大小。在副扫描方向上，成像板的传输速度与快速扫描像素尺寸相匹配，以使得扫描线的宽度等同于像素的长度。像素尺寸一般为 100 ～ 200mm，它会根据成像板的尺寸而变化。

由于来自光电倍增管的模拟输出在最小和最大电压之间具有无限范围的可能值，所以 ADC 要将此信号分解成一系列离散的整数值（模拟到数字单位）以完成信号幅度的编码。用于近似模拟信号的"位"数或"像素深度"，决定了整数值的数量。PSP 系统一般有 10、12 或 16 位 ADC，故有 $2^{10}=1024$、$2^{12}=4096$、$2^{16}=65536$ 个可能数值来表达模拟信号的幅度。

（十一）四象限理论

计算机 X 射线摄影系统（CR）应用数字成像处理技术把从成像板上阅读到的 X 射线影像数据变换成具有理想密度和对比度的影像。实行这种功能的装置就是曝光数据识别器（exposure data recognizer，EDR），EDR 结合图像识别技术（如分割曝光识别、曝光野识别和直方图分析），能很好地控制图像的质量。

1. 第一象限　显示入射的 X 射线剂量与成像板的光激励发光强度的关系。它是成像板的一个固有特征，即光激励发光强度与入射的 X 射线曝光量的动态范围成线性关系，二者之比超过 1 : 10^4。此线性关系使得 CR 系统具有很高的敏感性和大的动态范围。

2. 第二象限　显示 EDR 的功能，即描述了输入到影像阅读装置（image reader，IRD）的光激励发光强度（信号）与通过 EDR 决定的阅读条件所获得的数字输出信号之间的关系。影像阅读装置有一个自动设定每幅影像敏感性范围的机制，根据记录在成像板上的成像信息（X 射线剂量和动态范围）来决定影像的阅读条件。

3. 第三象限　显示了影像的增强处理功能（如谐调处理、空间频率处理和减影处理），使影像能够达到最佳的显示，以最大程度地满足临床的诊断需求。

4. 第四象限　显示输出影像的特征曲线，横坐标代表入射的 X 射线剂量，纵坐标（向下）代表胶片的密度。这种曲线类似于增感屏–胶片系统的 X 射线胶片特性曲线，其特征曲线是自动实施补偿的，以使相对曝光曲线的影像密度是线性的。这样输入到第四象限的影像信号被重新转换为光学信号，以获得特征性的 X 射线照片。

（十二）CR 图像识别技术

从曝光后的成像板上采集到的影像数据，通过分割曝光模式识别、曝光野识别和直方图分析，最后来确定影像的最佳阅读条件，此机制就称为曝光数据识别。也就是说，最佳阅读条件的决定还有赖于分割曝光模式识别、曝光野识别和直方图分析的功能。

1. 分割曝光模式识别（partitioned exposure pattern recognition）　在 X 射线摄影中，经常以采集单幅图像的形式来使用成像板。但是，根据摄影的需要，有时也分割成几幅图像，被分割进行摄影的各个部分都有各自的影像采集菜单。如果分割图像而未进行分割识别，那么综合的直方图不可能具有适合的形状，因而也不能得到理想的阅读条件。因此，直方图分析必须根据各个分割区域的曝光情况独立进行，以获得图像的最佳密度和对比度。在 CR 系统中分割模式有四种类型，即无分割、垂直分割、水平分割和四分割。

2. 曝光野识别　曝光野识别决定中心点、曝光野边缘点探测和确定曝光野形态。在整个成像板分割区域内进行影像采集时，曝光野之外的散射线将会改变直方图的形状，因此直方图的特征值不能被准确地探测。若有效图像信号的最小强度被错误地探测，理想的阅读条件就不能被确定下来。而带有准直曝光野的影像采集，影像数据的直方图分析能够准确地执行，并且这个区域能自动识别。整个成像板和分割区域是否被准直决定着曝光野的识别算法，也影响到曝光区域内信息的自动获取。

3. 直方图分析　直方图分析是 EDR 运算的基础，先利用曝光野区域内的影像数据产生一个直方图，然后利用各个直方图分析参数（阈值探测有效范围）对每一幅图像的采集菜单进行调整。若将有效图像信号的最大和最小强度确定，即将阅读条件确定，以便最大和最小强度能转换为影像的数字输出值（每一幅图像采集菜单都是单独调整）。若 X 射线曝光剂量和 X 射线能量发生了变化，灵敏度和成像的宽容度就会自动调整，阅读的影像信号总是在数字值的标准范围内，最终获得最佳的密度和对比度。

（十三）CR 图像处理技术

1. 谐调处理（gradation processing） 谐调处理也叫层次处理，主要用来改变影像的对比度、调节影像的整体密度。在 FCR 系统中，以 16 种谐调曲线类型（gradation type，GT）作为基础，以旋转量（rotation amount，GA）、旋转中心（rotation center，GC）和移动量（gradation shift，GS）作为调节参数，来实现对比度和光学密度的调节，从而达到影像的最佳显示。

在常规的增感屏－胶片摄影系统中，如果给定适当的 X 射线曝光剂量，就能得到一张好的照片；若选择的曝光量过高或过低，则所得到的影像无法进行影像诊断。而 CR 系统利用成像板有很大的曝光宽容度，即每一个部位的曝光条件是一个范围，即使曝光量高一点或低一点，通过谐调处理技术把读出的影像调节为符合诊断要求的图像。

2. 空间频率处理（spatial frequency processing） 空间频率处理技术是一种边缘锐利技术，是通过对频率响应的调节突出边缘组织的锐利轮廓。在传统的屏－胶系统中，频率越高，频率响应却越小，而在 CR 系统中是根据图像的显示效果的需要来控制频率的响应。例如，提高影像高频成分的频率响应可增加此部分的对比。空间频率的响应程度取决于频率等级（frequency rank，RN）、频率增强（frequency enhancement，RE）和频率类型（frequency type，RT）。

3. 动态范围控制（dynamic range control，DRC） 目前，尽管发展了多种成像技术，但对肺脏和心脏疾病的最初评估仍然是胸部 X 射线摄影。多年来，胸部摄影中始终存在的一个不能很好解决的问题是胸部肺野和纵隔区域的密度差异太大，尽管采取了许多措施，但胸片的信息诊断范围总不能达到理想的程度，而 CR 系统的动态范围控制技术能较好地解决这一问题。

DRC 是在谐调处理和空间频率处理的前期自动进行的，是一种在单幅影像显示时提供较宽诊断范围的影像增强的新型影像处理算法，在具有高密度的胸部及四肢成像中显示出特殊的价值。

4. 其他 CR 图像后处理技术还有体层伪影抑制技术和能量减影等。

传统的 CR 系统大都是单面阅读的，直到 2001 年采用双面阅读的乳腺 X 射线摄影系统 FCR5000 面世，其成像板采用透明基板（HR-BD），具有像素尺寸小（50μm）、采样频率高及乳腺 X 射线摄影模式增强处理功能等优点。

四、相位对比乳腺 X 射线摄影

（一）简介

相位对比乳腺 X 射线摄影（phase contrast mammography，PCM）是近几年来 X 射线摄影诊断技术上的一项新技术。它采用相位对比技术，弥补了 X 射线吸收系数相近组织间对比度不足，将相位对比技术与传统吸收对比技术组合起来，获得边缘增强效应，使乳腺肿瘤和周围组织之间、肿瘤组织内部及周围正常组织之间的边缘都得到强化勾勒，最终图像精度可达 25μm，为发现更微小的肿瘤及钙化提供可能。

1895 年，伦琴发现 X 射线后，研究了 X 射线的许多特性，但始终没有认识到如何利用 X 射线的折射性。如今折射特性是"相位对比技术"的理论基础。虽然在 X 射线被发现后一个多世纪中，X 射线衍射分析技术已广泛应用，但作为 X 射线波动特性之一的相位特性，并未应用于成像技术，直至 PCM 诞生后，才首次将 X 射线相位对比成功运用到影像诊断中。

（二）研究历史

相位对比成像技术的研究历史，以采用不同的辐射源而划分成两个阶段。

第一阶段：经同步加速器产生 X 射线。1991 年，研究发现，X 射线的折射能够增强原本对 X 射线吸收微弱的物体所形成的影像对比度。由于经同步加速器产生的相位对比技术无法走出实验室，故仍未应用于临床医学中。

第二阶段：经医用 X 射机产生 X 射线。自 2000 年起，相继出现了有关使用医用 X 射线机进行相位对比技术的临床测试结果。

（三）成像原理

X 射线作为一种波，具有波的两种特性，当其穿透物体时，会发生强度（振幅）衰减和相位移动。

当 X 射线穿透物体时，由于光电效应及康普顿效应，X 射线强度发生衰减。当 X 射线穿透不同物质时，强度的衰减变化是不同的，这种透过物体后的不同 X 射线强度称为 X 射线的吸收对比，所成图像称为"吸收对比成像"。

另外，当 X 射线穿透物体时，除了可以产生强度变化外，X 射线还发生折射、干涉，形成相位的转移。当 X 射线穿透不同物质时所产生的相位位移不同，这种因相位位移的不同所形成的对比称为 X 射线相位对比，根据相位位移变化所成的图像称为"相位对比成像"。

PCM 系统就是在原有的吸收对比度成像基础上，加上相位对比成像，从而在两种不同物质邻界处达到边缘增强的效果。

五、数字乳腺 X 射线摄影

数字乳腺 X 射线摄影（DM）是直接进行数字 X 射线摄影的一种技术，是在具有图像处理功能的计算机控制下，采用 X 射线探测器把 X 射线影像信息转化为数字信号。

DM 成像方式目前常用直接转换方式（非晶硒）、间接转换方式（碘化铯 + 非晶硅）两种。

（一）非晶硒探测器结构及成像原理

直接数字化 X 射线成像的平板探测器利用了非晶硒（a-Se）的光电导性，将 X 射线直接转换成电信号，形成全数字化影像。

1. 基本结构　探测器主要由导电层、电介层、硒层、顶层电极、集电矩阵层、玻璃衬底层、保护层，以及高压电源和输入 / 输出电路组成，其中硒层和集电矩阵层是主要结构。硒层为非晶硒光电导体材料，它能将 X 射线直接转换成电子信号。集电矩阵层包含薄膜晶体管（thin film transistor，TFT）和储能电容。用 TFT 技术在一玻璃基层上组装几百万个探测元的阵列，每个探测元包括一个电容和一个 TFT，且对应图像的一个像素。诸多像素被安排成二维矩阵，按行设门控线，按列设图像电荷输出线，每个像素具有电荷接收电极、信号储存电容及信号传输器，通过数据网线与扫描电路连接，最后由读出电路读取数字信号。

2. 成像原理　集电矩阵层由按阵元方式排列的薄膜晶体管组成，非晶体态硒涂布在集电矩阵上。当 X 射线照射非晶硒层时，产生一定比例的电子 – 空穴对，在顶层电极和集电矩阵间加偏直电压，使产生的电子和空穴以电流形式沿电场移动，导致 TFT 的极间电容将电荷无丢失地聚集起来，电荷量与入射 X 射线光子能量成正比。每个像素区内有一个场效应管，在读出该像素单元电信号时起到开关作用。在读出控制信号的控制下，开关导通，把存储于电容内的像素信号逐一按顺序读出、放大，送到模 / 数（A/D）转换器进行模数转换，从而将对应的像素电荷转化为数字化图像信号。信号读出后，扫描电路自动清除硒层中的潜影和电容存储的电荷，为下一次的曝光和转换做准备。

3. 特性

（1）直接光电转换：非晶硒平板探测器将 X 射线光子直接转换成电信号，没有中间环节，不存在光的散射，避免了电信号的丢失和噪声的增加。

（2）直接读出：X 射线曝光过程中的电荷分布图由检测器暂时保存，曝光后检测器上的 TFT 转换电子元件将这些电荷输入放大器和模数转换器中，产生原始的数字图像，称作"直接读出"，是电子检测器的一个重要特性。

（3）量子检出效率 DQE 较高：量子检出率 DQE 反映了探测器的性能，是所给 X 射线剂量量子与图像所得到剂量量子的百分比。它是剂量和空间频率的函数。由于光电导材料硒有好的分辨力特性和高的灵敏度，加之光电直接转换，且都在一个电子板上进行，图像形成中间环节少，直接转换平板探测器的 DQE 较高。

（4）曝光宽容度大：探测器的动态范围是能够显示信号强度不同的最小到最大辐射强度的范围。探测器的转换特性在 1 ∶ 10000 范围内是线性的，非晶硒的吸收效率很高。

电子信号在很宽的 X 线曝光范围内显示出良好的线性，即使是过量曝光或曝光不足，通过全自动的影像处理也能产生高质量的影像。加之应用高效的自动曝光控制，可杜绝由于曝光方法不当而造成废片。

（5）后处理功能强大：后处理功能包括调节对比度、亮度调节、边缘处理、增强、黑白反转、放大、缩小、测量等，通过这些功能的调节，图像的质量可以得到提高。

（二）非晶硅探测器结构及其成像原理

非晶硅平板探测器是一种以非晶硅光电二极管阵列为核心的 X 射线影像探测器。它利用碘化铯（CsI）的特性，将入射 X 射线光子转换成可见光，再由具有光电二极管作用的非晶硅阵列变为电信号，通过外围电路检出及 A/D 转换，从而获得数字化图像。由于经历了 X 射线、可见光、电荷图像、数字图像的成像过程，非晶硅平板探测器通常被称为间接转换型平板探测器。

1. 基本结构　非晶硅平板探测器的基本结构为碘化铯闪烁体层、非晶硅光电二极管阵列、行驱动电路以及图像信号读取电路四部分。与非晶硒平板探测器的主要区别在于荧光材料层和探测元阵列层不同，其信号读出、放大、A/D 转换和输出等部分基本相同。

（1）碘化铯闪烁体层：探测器所采用的闪烁体层由厚度为 500 ～ 600μm 连续排列的针状碘化铯晶体构成，针柱直径约为 6μm，外表面由重元素铊包裹，以形成可见光波导，防止光的漫射。出于防潮的需要，闪烁体层生长在薄铝板上，应用时铝板位于 X 射线的入射方向，同时还起光波导反射端面的作用。形成针状晶体的碘化铯可以像光纤一样把散射光汇集到光电二极管，以提高空间分辨力。碘化铯 X 射线吸收系数是 X 射线能量的函数，随着 X 射线能量的增高，材料的吸收系数逐渐降低，材料厚度增加，吸收系数升高。在医用 X 射线能量范围内，碘化铯材料具有优于其他 X 射线荧光体材料的吸收性能。

（2）非晶硅光电二极管阵列：非晶硅光电二极管阵列完成可见光图像向电荷图像转换的过程，同时实现连续图像的点阵化采样。乳腺用平板探测器的像素尺寸 ≤ 100μm，有效区域为 24cm×30.7cm，像素矩阵 ≥ 2394×3062。每个像素单元由具有光敏性的非晶硅光电二极管及不能感光的开关二极管、行驱动线和列读出线构成。位于同一行所有像素单元的行驱动线相连，位于同一列所有像素单元的列与读出线相连，以此构成探测器矩阵的总线系统。每个像素单元由负极相连的一个光电二极管和一个开关二极管对构成，通常将这种结构称为双二极管结构。也有采用光电二极管 – 晶体管对构成探测器像素单元的结构形式。为了区别，通常将前一种结构的探测器阵列称为 TFD 阵列，后一种则称为 TFT 阵列。

2. 成像原理   非晶硅平板探测器成像的基本过程为：①位于探测器顶层的碘化铯闪烁晶体将入射的 X 射线图像转换为可见光图像；②位于碘化铯层下的非晶硅光电二极管阵列将可见光图像转换为电荷图像，每一像素电荷量的变化与入射 X 射线的强度成正比，同时该阵列还将空间上连续的 X 射线图像转换为一定数量的行和列构成的总阵式图像，点阵的密度决定了图像的空间分辨力；③在中央时序控制器的统一控制下，居于行方向的行驱动电路与居于列方向的读取电路将电荷信号逐行取出，转换为串行脉冲序列并量化为数字信号，获取的数字信号经通信接口电路传至图像处理器，经计算机图像处理后形成 X 射线数字图像。

六、曝光模式的选择

（一）屏 – 胶系统曝光选择

曝光条件对图像对比度的影响很大。曝光剂量的选择必须使所有与诊断有关的图像细节都能有最佳的对比出现。图像的平均视觉密度接近有效视觉密度区的中位值为最佳，一般在 1.2 ～ 1.6，低于 0.6 和高于 2.2 的密度区域在最好的曝光条件下也只能稍有显示。在屏 – 胶系统相同的情况下，就需要根据乳腺组织的不同厚度及密度差异选择最佳的曝光剂量。

曝光过程主要是由管电流和时间来决定的。曝光参数的选择可以完全由操作者控制，但这需要操作者具备相当的经验，因为不同厚度和密度的乳腺组织所需要的曝光条件不同。通常在实际工作中用得最多的是自动曝光控制系统，目的是无论乳腺组织的厚度、密度如何，都能确保影像的平均视觉密度为 1.2 ～ 1.6，这样不良曝光的概率就可以降至最低。

自动曝光控制（automatic exposure control，AEC）系统的工作原理：在胶片盒的下方有一个光电管作为探测器，操作时应该将其放在乳腺组织病变的主要代表区域，这个探测器能够测量病变所在区域接收的 X 射线剂量，当达到病变显示的最佳剂量 [断路剂量（cut off dose）] 时，探测器系统会自动切断线路，停止射线的发射。断路剂量是指在胶片特征曲线上平均视觉密度所对应的 X 射线剂量。探测器系统会对不同厚度和密度的乳腺组织的断路剂量进行有效补偿，使之达到最佳曝光。光电管对不同能量的射线敏感性不同。探测器应该放置在最能代表乳腺组织密度特征的区域，通常位于乳腺组织前的三分之一处。对于不同大小体积的乳腺，应对光电管的位置进行调整。

（二）数字图像的曝光模式选择

数字图像的曝光控制分为手动模式、AEC 模式及自动优化参数（automatic optimize para-meter，AOP）模式。

1. 手动模式　数字乳腺摄影设备都具备此种模式。乳腺摄影手动模式一般参照 4.5cm 厚度腺体型乳腺，设定 28kV、28mAs 及钼靶 / 钼滤过等作为基准，可根据具体情况进行修改。

（1）对于假体植入乳腺，由于植入体密度与乳腺密度不同，且无法给予合适压迫力度，采用自动曝光得不到好的图像质量，所以应采用经验性电压和电流，得到对比度好的图像。推荐手动参数 4.5cm 厚度，参考设定 34kV、28mAs 及钼靶 / 钼滤过等。

（2）乳腺手术组织标本 X 射线摄影，需要手动选择参数，可参考 23 ～ 25kV、16 ～ 20mAs。

（3）对乳腺微钙化穿刺活检组织条进行曝光时，需采用手动设定，可参考使用 23 ～ 25kV、8mAs、钼靶 / 钼滤过等参数摄影，使穿刺组织条微钙化显示清晰。

2. AEC 模式　数字乳腺摄影一般情况下使用自动曝光控制模式控制曝光。电离室模式目前有两种：一种为传统 AEC，即采用平板探测器的若干区域（3 ～ 5 个）兼作电离室，设定不同电压值的器官程序与靶 / 滤过组合，AEC 主要控制电流量，即曝光剂量达到设定值自动截止曝光；另一种是自适应 AEC，即对整个乳腺覆盖区域进行密度分析，针对不同个体计算最优化曝光参数。小体积乳腺、乳腺偏中心摆位也能获得优异图像。

3. AOP 模式　AOP 模式是对整个平板探测器进行预曝光 15ms，并对平板探测器全区域进行探测，当剂量达到设定理想值后停止曝光。AOP 模式根据乳腺组织厚度、密度、压力等，以及对平板探测器整板的检测剂量，给出合适的电压、电流及靶 / 滤过等参数进行曝光，得到一幅对比良好的图像，以减少重拍率，降低乳腺所受辐射剂量。AOP 有三种模式可选：对比度优先模式（CNT）、剂量优先模式（DOSE）及标准曝光模式（STD）。

七、胶片冲洗与数字图像打印

（一）胶片冲洗

显影液化学成分的偏差及显影的时间和温度的变化会对图像的对比度、噪声、敏感度及灰雾度产生影响，因此应严格按照胶片生产厂商的建议进行冲洗。经常进行冲洗条件的监测并使之保持最佳状态是非常重要的，因为大多数照片质量的突然变化是胶片冲洗过程的偏差所造成的。

对于某些胶片来说，在温度不变的条件下，适当延长显影时间（如从 90s 延长到 180s），可以提高图像的敏感性和对比度。然而在实际工作中，由于影响图像质量的因素很多，如胶片的型号、密度曲线、生产和销售环节等，在这方面没有通用的规律。

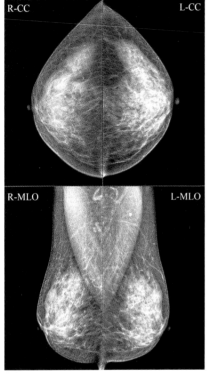

图 2-5　双乳胶片打印格式

（二）数字图像打印

乳腺有专用乳腺干式相机和胶片，由于价格高、用量少，目前国内乳腺数字打印一般采用非乳腺专用干式相机和胶片。

不同厂家的打印模板设计有一定差异，需根据摄影图像数量进行设计。

1. 两侧乳腺二维摄影打印模式

（1）二维摄影，每侧常规行头尾位（CC 位）和内外斜位（MLO 位）摄影，两侧乳腺建议打印到一张胶片上，便以两侧对比观察。

（2）使用胶片：35cm×43cm，竖版 2×2 分格，建议布局（图 2-5）。

（3）打印时保持两侧对称，适当放大或缩小，使其适合胶片布局。

（4）根据打印效果调整图像对比度和亮度。

2. 单侧乳腺二维摄影打印模式

（1）二维摄影，单侧常规行头尾位（CC 位）和内外斜位（MLO 位摄影，建议打印到一张胶片上。

（2）使用胶片：25cm×30cm，横版 2×1 分格，建议布局。右乳胶片打印格式见图 2-6；左乳胶片打印格式见图 2-7。

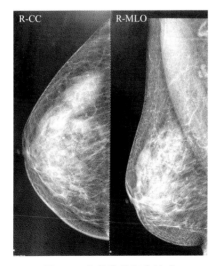

图 2-6　右乳胶片打印格式

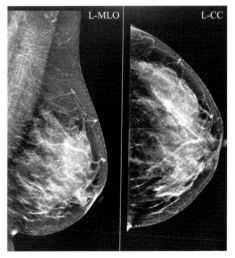

图 2-7　左乳胶片打印格式

（3）打印时保持两侧对称，适当放大或缩小，使其适合胶片布局。

（4）根据打印效果调整图像对比度和亮度。

3.特殊位单次摄影　打印一张 25cm×30cm 胶片。

4.乳腺体层合成摄影　根据诊断报告描述病变层面进行选择性打印，要包括报告层面。每侧乳腺打印到一张 35cm×43cm 胶片上，竖版，2×4 分格。两侧乳腺打印两张胶片。

（1）头尾位（CC 位）：常规打印四幅图像，包括二维图像一幅和体层图像三幅，横排在胶片上半部。

单个层面时选择描述层面居中上下各一层，共三个层面；三个以内层面都可选中打印；多余三个层面，需要打印的可增加胶片打印。（按报告上层数、相对清楚层数、有诊断意义层数。）

（2）内外斜位（MLO 位）：打印规则相同，分布在胶片下半部。

例如，右侧乳腺头尾位 XX 层、内外斜位 YY 层病变见图 2-8，乳腺体层合成摄影打印排版示意见表 2-1。

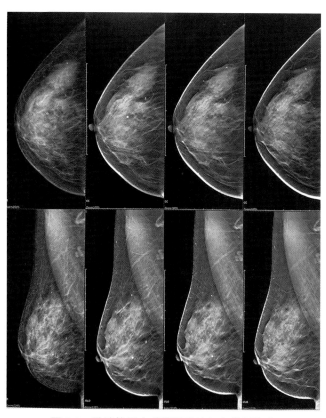

图 2-8　乳腺体层合成摄影胶片打印排版格式

表 2-1　乳腺体层合成摄影打印排版示意

R-CC 二维图像	R-CC X层	R-CC XX	R-CC XXX
R-MLO 二维图像	R-MLO Y层	R-MLO YY	R-MLO YYY

5. 对比增强乳腺 X 射线摄影   单侧病变，一般打印一张 35cm×43cm 胶片，八幅，竖版，2×4 分格。根据报告描述和摄影时间顺序排版打印。健侧打印头尾位、内外斜位各一张，重点患侧影像，依摄影时间顺序打印。对比增强乳腺 X 射线摄影打印排版示意见表 2-2 和图 2-9。

表 2-2   对比增强乳腺 X 射线摄影打印排版示意

2min 健侧 CC 位减影图	3min 患侧 CC 位减影图	4min 健侧 MLO 位减影图	5min 患侧 MLO 位减影图
7min 患侧 CC 位减影图	9min 患侧 CC 位减影图	11min 患侧 CC 位减影图	11min 患侧 MLO 位减影图

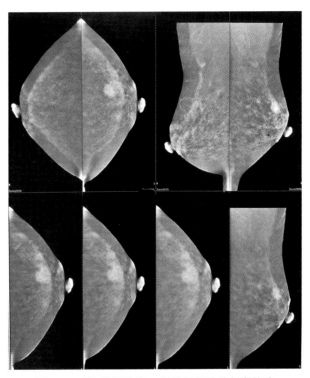

图 2-9   对比增强乳腺 X 射线摄影胶片打印格式

第三章 数字乳腺 X 射线摄影设备构造特性 与安装维修

第一节 数字乳腺 X 射线机

一、数字乳腺 X 射线机分类

模拟乳腺 X 射线机通常使用钼（Mo）作为阳极材料，产生软 X 射线，用于软组织摄影，俗称钼靶 X 射线机。数字乳腺 X 射线机由于 X 射线管阳极靶面不同、厂家不同，机型采用了铑靶、钨靶或与钼靶组合使用的组合靶，因此直接称为数字乳腺 X 射线机。

数字乳腺 X 射线机主要用于乳腺的 X 射线摄影检查，也可用于非金属异物和其他软组织（如血管瘤、阴囊），以及婴幼儿双腕关节观察骨龄等摄影检查。其特点是：①管电压调节范围较低，一般在 20 ～ 50kV；②使用乳腺专用 X 射线管，产生软射线，配合应用钼/铑/银等附加滤过，以优化图像质量及降低辐射剂量；③焦点小（0.1/0.3mm）；④配备乳腺摄影专用支架、三维立体定位穿刺活检等特殊检查用装置等。

按照不同特点，对乳腺 X 射线机进行分类如下。

（一）按照机架结构不同分为两类

1. C 形支架型 支架结构呈 C 字形（图 3-1A）。
2. O 形支架型 支架结构呈 O 字形（图 3-1B）。

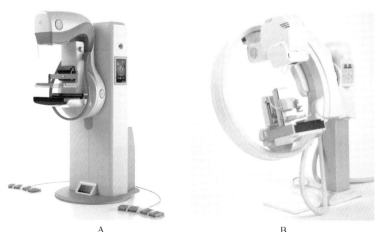

A   B

图 3-1 乳腺 X 射线机机架结构

A. C 形支架型；B. O 形支架型

（二）按照高压发生器供电电源频率（工作频率）分为三类

1. 工频机　高压发生器供电电源频率（工作频率）为 50Hz 或 60Hz 的为工频机。

2. 中频机　高压发生器供电电源频率（工作频率）为 400Hz～20000Hz 的为中频机。

3. 高频机　高压发生器供电电源频率（工作频率）等于或大于 20000Hz 的为高频机。

（三）按接受介质不同分为四类

（1）使用乳腺专用屏－胶系统（感蓝、感绿）、暗室洗片的模拟乳腺 X 射线机组合。

（2）使用专用乳腺 IP 的 CR、模拟乳腺 X 射线机和干式打印机组合。

（3）使用 CCD 探测器的乳腺数字 X 射线摄影和干式打印机组合。

（4）使用平板探测器的乳腺数字 X 射线摄影和干式打印机组合。

（四）按照高压发生器组装方式分为两类

1. 集成型　是指主机架与高压发生器组装在一起，占多数，高压发生器体积小，各部件集成度高。采集工作站及三维重建工作站合二为一，采用一套计算机系统，功能强大，稳定性好。

2. 分离型　是指主机架与高压发生器分离，占少数。高压发生器体积大，不能安装于主机架上；X 射线机控制台与采集工作站之间各自相对独立，但有通信；采集工作站与三维重建工作站使用两套计算机，集成度低。

（五）按照具备的功能分为两大类

1. 二维摄影用乳腺 X 射线机　只用于乳腺二维摄影，可附加二维穿刺活检功能。

2. 二维摄影 +DBT 用乳腺 X 射线机　用于二维及三维乳腺摄影，可附加三维立体定位穿刺活检功能、对比增强乳腺 X 射线摄影（CEM）、DBT 图像定位穿刺活检及 CEM 定位穿刺活检等特殊功能。目前，此乳腺机型为最新技术的集合体，功能强大，图像精度高。

二、数字乳腺 X 射线机的构成及工作原理

（一）数字乳腺 X 射线机的构成及特性

数字乳腺 X 射线机主要由高压发生装置、X 射线管组件、摄影支架（影像接收器）、操作台（采集工作站）、图像后处理工作站及辐射防护屏等构成。

1. 高压发生装置　乳腺 X 射线机高压发生装置由两部分组成：高频逆变高压发生器和驱动电路。高压发生器一般集中在机架上，节省空间。乳腺 X 射线机的管电压一般为 22～49kV，低于 50kV，采用计算机控制的高频逆变系统或高频双重反馈整流电路来获得稳定的、波纹系数小的直流阳极电压，电压稳定且重复性好，X 射线束质量高，图像效果好。数字乳腺 X 射线机的高压逆变频率一般为 20～100kHz，最大输出功率为 3～10kW，管电流范围为 2～600mAs。发生器的保护采用软件监控 X 射线管负载

的方式。

2. X 射线管组件　数字乳腺 X 射线摄影是采用低能 X 射线进行摄影的特殊检查，多采用旋转阳极 X 射线管，靶面多选择钼（Mo）、钨（W）、铑（Rh）等能够产生软射线的金属。根据 X 射线管产生的 X 射线分布特征，在乳腺 X 射线摄影中，为了能够在胸壁附近得到最强的 X 射线强度，通常将 X 射线管阴极固定在稍微向下倾斜的位置（倾斜度为 5°～6°），靶面也有一定角度，可以产生一种相乘的效果，使得了胸壁侧 X 射线管焦点大于乳头侧。X 射线管设置了大、小两个焦点（0.3/0.1）。

数字乳腺 X 射线管阳极靶面有两种：单靶面和双靶面。单靶面以钼（Mo）或钨（W）为多，双靶面常用钼（Mo）/钨（W）、钼（Mo）/铑（Rh）。有的设备采用双靶轨迹、四个灯丝实现双靶的大小焦点设计；有的设备采用双靶轨迹、控制灯丝电子束实现双靶大小焦点设计。

3. 摄影支架（影像接收器）　摄影支架包括 C 形臂或 O 形臂、准直器、滤线器、影像接收器 / 数字探测器、自动曝光控制系统、压迫装置等部件。乳腺摄影支架可在被检者取立位或坐位时，按照需求上下升降、旋转移动和前后倾斜，以满足不同高度、任意角度、不同体位、各个方向的乳腺摄影要求。

（1）滤过板：X 射线管内置滤过板，多为铍（Be）、钼（Mo）、铑（Rh）、钨（W）、银（Ag）、钛（Ti）等。可将小于 10keV 的能量波过滤，同时将高能量 X 射线过滤，钼金属滤过板将大于 20keV 的能量过滤，铑金属滤过板将大于 23keV 的能量过滤，不同滤过板适合不同乳房大小、厚度和密度。靶和滤过板的组合见表 3-1。

表 3-1　靶和滤过板的组合

	靶	滤过板	滤过板厚度（mm）
单轨道	Mo	Mo	0.03
		Rh	0.025
双重轨道	Mo	Mo	0.03
		Rh	0.025
	Rh	Rh	0.025
	W	Rh	0.025，0.05

（2）滤线栅：压迫后乳腺厚度和密度不同，透过乳腺的散射线达到入射剂量的 20%～30%，为有效抑制散射线，可使用滤线栅和空气间隙法。具有 2D 摄影和 DBT 摄影的数字乳腺 X 射线机常用反散射滤线栅，其栅比为 5∶1。如果也具备 CEM 功能，5∶1 滤线栅容易形成双乳腺伪影，新设备改为使用栅比 11∶1 的滤线栅，消除了双乳腺伪影。

（3）影像接收器：位于乳腺托盘和滤线器的下方，屏 – 胶系统和 CR 成像板多以暗盒的方式完成影像的获取采集，数字乳腺摄影平板探测器可分为碘化铯 / 非晶硅平板探测器、非晶硒平板探测器、狭缝线阵式扫描系统等几种类型。目前，以碘化铯 + 非晶硅、非晶硒平板探测器为代表的数字乳腺摄影已经全面取代屏 – 胶系统，全视野数字乳腺 X 射线摄影技术的出现更为乳腺摄影带来革命性的变化，其具有较高的量子检查效率及图像分辨力，以更低的辐射剂量获得更高的图像质量，并缩短了检查时间，优化了检查流程，同时还可以进行多种图像后处理。

（4）压迫装置：乳腺摄影支架上准直器窗口通过选择安装不同的压迫器，自动调节以获取与影像接收器／数字探测器一致的照射野。压迫器可以手动或电动调节，可以起到压薄乳腺、固定位置、减少几何和运动模糊、提高空间分辨力及对比度的作用。

4. 操作台（采集工作站）　采集工作站主要由计算机控制系统（包括采集工作站、重建工作站等）、摄影参数控制面板、显示系统、发生器控制单元（曝光控制系统）等组成。通过网络系统链接医学 PACS、放射信息系统（radiology information system，RIS）等，能够实现摄影操作的控制、图像采集及处理、设备校准和故障代码显示等多种功能。

为了获得稳定、适宜的影像密度，乳腺摄影 X 射线机均配备有自动曝光控制系统。数字乳腺 X 射线机目前采用数字探测器的特定区域兼做电离室或整板区域预曝光的方式实现自动曝光控制，一般同时具备手闸和脚闸。

5. 图像后处理工作站　获取采集工作站传来的图像后，对图像进行后处理、浏览、打印等。

乳腺机硬件组成示意图（图 3-2）。

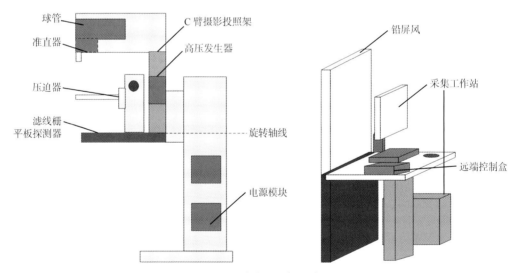

图 3-2　乳腺机硬件组成

（二）数字乳腺 X 射线机的整机工作原理

数字乳腺 X 射线机的整机工作原理是工频电能经高频高压发生器产生高频脉冲电压，经整流后加于 X 射线管上产生 X 射线，穿过被检者的乳腺部位，投照于平板探测器上，获得影像信息。平板探测器将获取的带有诊断信息的 X 光信号转换成数字信号，发送给图像采集工作站，图像采集工作站对图像数据进行降噪、滤波、增强、组织均衡等后处理后，通过网络将数字图像信息传输到图像后处理工作站或 PACS 的乳腺诊断报告工作站，进行阅读和诊断；系统同时可以和胶片打印系统相连接，将数字图像信息输出到打印机，打印为胶片图像，供医生进行临床诊断使用。下面以 SN-DR3 型数字乳腺 X 射线机系统为例进行介绍。

1. SN-DR3 型数字乳腺 X 射线机系统　主要分为高压发生器、机架 – 立柱、机架 -C 臂及数字图像采集处理系统等区域（图 3-3）。

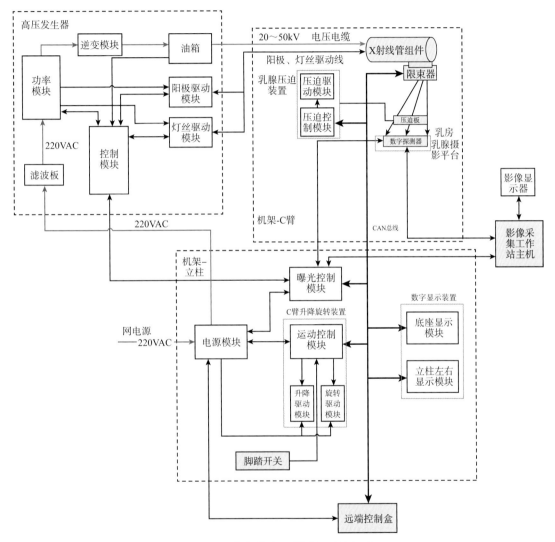

图 3-3　数字乳腺 X 射线机系统组成

2. SN-DR3 型数字乳腺 X 射线机主要性能参数

（1）X 射线高压发生装置：①标称功率为 3.3kW；②工作频率为 100kHz；③管电压范围为 20 ～ 40kV；④最大管电流为 200mA；⑤最大管电流量为 630mAs；⑥焦点大小为 0.3/0.1。

本机标配采用旋转阳极钼靶 X 射线管，等效焦点 0.1mm（小）/0.3mm（大），固有滤过 0.5mm Be，最大阳极转速 10000r/min，阳极热容量：320kJ（426kHU）；也可选配钨靶 X 射线管。

（2）平板探测器：①采用碘化铯＋非晶硅，最小像素尺寸 85μm；②图像矩阵 2816×3528 像素；③有效成像面积：24cm×30cm；④极限空间分辨力 6lp/mm；⑤调制传递函数（modulation transfer function，MTF）90%@1lp/mm；⑥ DQE69%@0lp/mm；⑦输出灰阶 16bits；⑧焦点距影像接收面的距离为 650mm。

（3）机架控制与显示：①采用全电动调节，包括机架的升降、旋转、压迫器运动、滤过板切换等；②配备双脚闸控制；③机架两侧显示参数：C 臂旋转角度、压迫的厚度、压迫压力、管电压、管电流量、密度、大小焦点指示、曝光模式、附加滤过板指示、压迫板自动释放指示、当前状态指示、故障报警指示等。

（4）曝光模式：采用手动／自动曝光控制（AEC）／全自动曝光控制（all automatic exposure control，AAEC）三种模式。

1）AEC：①根据乳腺厚度和组织密度自动选定成像参数；② AEC 系统采用整板探测器作为探测单元；③乳腺密度可根据乳腺组织密度调节曝光剂量。

2）AAEC：①可自动选定管电压、滤过、管电流量；②植入物智能侦测，自动计算最佳曝光剂量。

第二节　数字乳腺 X 射线摄影的辅助

数字乳腺 X 射线摄影具备一些辅助装置和辅助设备，辅助装置包括压迫装置、放大装置、立体定位与穿刺装置、数字乳腺体层合成摄影装置；辅助设备包括数字乳腺 X 射线图像显示器、数字乳腺 X 射线图像／报告打印机、高压注射器。

一、辅　助　装　置

（一）压迫装置

1. 系统配备压迫装置的主要目的　①缩小乳腺与平板探测器间的距离，使乳房结构更加靠近影像接收面，提高了几何锐利度，减少了几何模糊。②使乳腺厚度均匀，得到整体适当影像密度。③减少散射线，提高影像对比度和分辨力。④减少乳腺组织接收的辐射剂量。⑤分离解剖结构的重叠，提高组织间的对比度，降低病变影像模糊带来的假阴性或者组织重叠带来的假阳性。⑥给乳房施加适当的压迫力，可减少乳房的移动，从而减少运动模糊产生的概率。

2. 压迫装置的使用　X 射线照射野与压迫器面积相同，随压迫器大小的改变同比改变；按照乳腺体积大小选择合适压迫板，否则会影响图像的采集矩阵大小；乳腺加压的目的是固定乳腺，使乳腺的前后部组织厚度尽量保持一致，以获得优良的图像，还可降低辐射剂量；常规压迫力约为 120N。不同厂家均采用自动曝光不小于 30N。其换算关系：1daN=10N，1kg=9.8N。

另外，压迫板边缘贴着胸壁向下压迫，使组织伸展，尽量包全乳腺基底部组织；压迫的程度为"能忍受的最大限度的压迫",并做好压迫前的解释;小乳房、隆乳术后,局部乳腺皮肤溃破、乳导管造影以及有囊肿者,要特别注意压力应适当降低。摄影时要将可动性组织充分向固定性组织方向移动,使固定性组织所接受的压迫力度尽量小。

3. 压迫装置的种类 压迫板按照临床使用情况不同可分为以下 5 种。

(1)常规压迫板:用于普通二维摄影或者体层扫描摄影,常用尺寸为 24cm×30cm(图 3-4)。

(2)点压迫板:主要是能更加精确地显示乳腺的某一特殊区域。观察局部更清晰的图像,匹配放大装置使用,进行乳房局部点压放大摄影(图 3-5)。

(3)带孔活检压迫板:用来执行活检或在不使用活检装置的情况下标记乳腺。坐标(数字和字母)用来指导系统要在哪个孔执行活检或添加标记。在整个活检程序中,乳腺应始终保持压迫状态(图 3-6)。

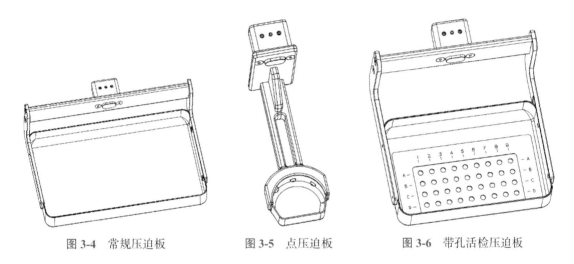

图 3-4 常规压迫板　　　　图 3-5 点压迫板　　　　图 3-6 带孔活检压迫板

(4)腋窝压迫板:主要用于执行腋下投照时,使用该压迫板可以对腋下部分腺体进行精确压迫,使腋下部分投照更加清晰(图 3-7)。

(5)放大架摄影压迫板:与放大架摄影平台配合使用,执行整个乳房的放大摄影(图 3-8)。

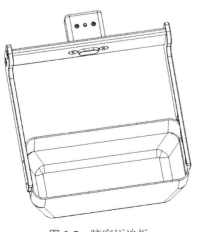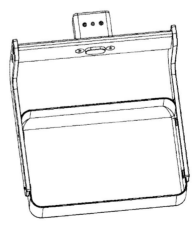

图 3-7 腋窝压迫板　　　　　　　图 3-8 放大架摄影压迫板

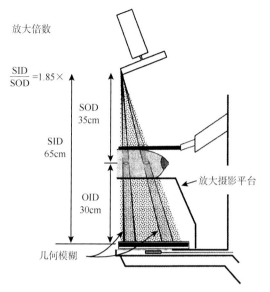

放大倍数

$\dfrac{SID}{SOD}=1.85\times$

SOD
35cm

SID
65cm

OID
30cm

放大摄影平台

几何模糊

图 3-9   放大摄影原理

（6）位移压迫器：根据乳腺组织压迫情况，可以左右移动压迫板，以便压实可疑病变乳腺组织。自动侧移可确保组织覆盖完全。AEC 及准直器跟随压迫板的移动自动到位。

（二）放大装置

在乳腺 X 射线摄影检查中，部分被检者需要进行整个乳房或者局部乳房的放大摄影。放大乳腺摄影主要是使用一定放大比例的放大摄影平台，利用 X 射线管焦点、乳房和影像接收面的几何学关系来摄取、放大乳房影像，显示其细微病变（图 3-9）。

常规放大倍数为 1.5 或 1.8 倍，在安装放大摄影平台后，焦点会自动切换到小焦点，同时滤线栅需取下或自动回缩，即不使用滤线栅。放大乳腺摄影时，乳腺至平板探测器的距离加大，有效利用了空气间隙效应，降低了散射线的影响。

放大乳腺摄影的好处在于，可以通过放大增加图像接收器的有效分辨力，减少图像噪声，减少 X 射线散射，但乳腺 – 平板探测器的距离增大也会增加图像的几何模糊，所以放大乳腺摄影时使用小焦点，以此来弥补图像的几何模糊，但小焦点管电流太小也会增加曝光时间。当对乳腺进行放大摄影时，长时间曝光会增加乳腺移动的概率，引起图像运动模糊。放大乳腺摄影见图 3-10。

（三）立体定位与穿刺装置

乳腺 X 射线立体定位穿刺活检是近年来在计算机辅助下开展起来的一种新的乳腺活检技术。其原理是通过摄取 X 射线图像立体像，对确定感兴趣的目标定位在坐标上的三维空间位置，是目前诊断临床触诊阴性的乳腺疾病的先进方法之一。对于临床上触诊没有触及病变，但在 X 射线影像中发现有乳腺微小病变的被检者，进行数字乳腺 X 射线立体定位活检，不仅手术时间短、安全性高、创伤小、并发症少，而且诊断的准确性高，已广泛应用于临床。

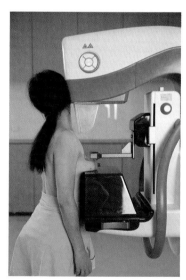

图 3-10   放大乳腺摄影

立体定位与穿刺装置按照结构一般分为两种，一种为安装在常规乳腺 X 射线机上的立体定位穿刺组件，其优点是结构小巧，不需要独立的 X 射线投影与图像处理装置，成本低（图 3-11）。

另一种为完全内置 C 臂的立体定位与穿刺装置，可对病灶进行 360° 检查。该装置设计有活检床，被检者俯卧在病床上进行穿刺活检，在整个手术过程中，被检者都被稳定地支撑着，手术的进针角度可以通过被检者的微小移动来改变。由于采用俯卧位，被检者看不到活检过程，避免了紧张、焦虑，但其价格贵、占用空间大，且使用场景单一（图 3-12）。

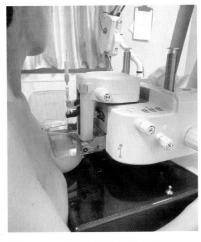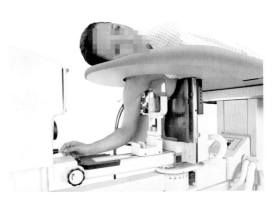

图 3-11　安装于乳腺机的立体定位与　　图 3-12　内置 C 臂的立体定位与穿刺装置
　　　　　　穿刺装置

（四）DBT 摄影装置

传统的乳腺 X 射线摄影是二维成像模式，感兴趣区特别是致密性乳腺，有时会因为周围组织的信号干扰而显示不清。这是因为胶片或者数字探测器某一点对信号的探测都是基于这一点对应的所有组织的总衰减。

DBT 摄影技术是一种三维成像技术，可以在短暂的扫描过程中从不同角度获得乳房的影像，然后将这些独立的影像重建成一系列高分辨力的体层影像，单独显示或以连续动态播放的形式动态显示。

重建后的体层影像减少或消除了二维乳腺摄影中由于组织重叠和结构噪声引起的问题，提高了诊断和普查的精确性。DBT 摄影方式及原理见图 3-13A、图 3-13B。

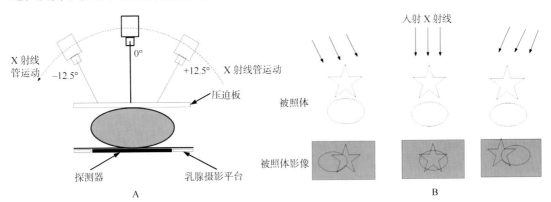

图 3-13　DBT 摄影方式及原理
A. 摄影方式；B. 摄影原理

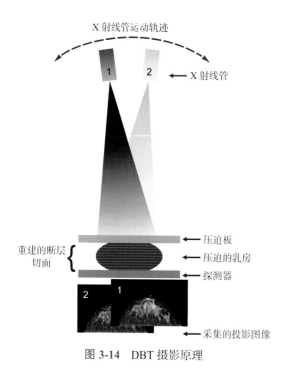

图 3-14　DBT 摄影原理

DBT 摄影的几何学成像过程分为三步（图 3-14）。

1. 图像采集　在平板探测器、乳房、压迫板不动的前提下，X 射线管围绕乳房中心沿着一段（或一定角度范围的）弧线运动，在这个过程中每隔一定角度拍摄一幅乳房的投影图像，如图 3-14 中下部标注 1 和 2 的投影图像。DBT 摄影图像采集有的设计是在 ±7.5° 扫描范围内采集 15 幅投影图像，有的设计采用的扫描范围可达到 ±25°。

2. 图像重建　投影图像采集完成后，作为原始数据，经过各种图像重建算法软件的处理，可以获得不同厚度坐标方向的体层合成图像，这个过程称为体层图像重建。

3. 图像后处理　对重建好的图像进行后处理，主要的内容包括降噪、降低伪影、突出临床感兴趣区结构等，获得最终的图像。

二、辅 助 设 备

（一）数字乳腺 X 射线图像显示器

医用显示器经历了黑白阴极射线管（cathode ray tube，CRT）到彩色 CRT 显示器，再到专业灰阶 CRT 的发展；从普通彩色液晶显示器（liquid crystal display，LCD）到专业灰阶 LCD 的发展，目前正在向专业彩色 LCD、发光二极管（light emitting diode，LED）和硅基液晶显示器（liquid crystal on silicon，LCOS）方向发展。

目前常用平板显示器有：①医用平板液晶显示器，核心部件为液晶面板，广泛使用的是有源薄膜晶体管液晶显示器；②医用发光二极管显示器，低场型电致发光器件，工作电压低，发光效率高，响应速度快；③医用硅基液晶显示器，分辨力更高，价格更低。目前显示器主要按照像素多少来分类，常用的 1MP、2MP、3MP、5MP、6MP、8MP 等。

在数字乳腺 X 射线摄影检查中，影像诊断常规采用软阅读的方式。因此，显示器对乳腺影像诊断至关重要。常规 X 射线影像诊断软阅读要求显示器 3MP 以上，数字乳腺 X 射线影像诊断软阅读要求显示器 5MP 以上。乳腺二维摄影采用 2 台 5MP 显示器及双侧 CC 位、MLO 位对比显示的挂片协议。随着乳腺设备与检查技术的发展，DBT 摄影重建出多层乳腺体层图像，因此只采用 1 台 5MP 显示器更方便。乳腺对比增强摄影由于影像不是成对的，因此同样采用 1 台 5MP 显示器。5MP 显示器应满足以下要求。

1. 高分辨力　为了正确地显示数字乳腺 X 射线影像巨大的信息量，显示器必须具有非常高的分辨力。

2. 高清晰度和高亮度 为了能发现细微差异的微小肿瘤或异常组织结构，显示器必须具有高清晰度和高密度。

3. 细致的灰阶 为了发现那些以密度差异呈现的微小肿瘤，显示器必须能够正确显示极为细微的灰阶阴影。

4. 亮度均匀性 为了能以正确的亮度显示细微的密度差异，显示器必须在整个屏幕范围内都保持一致的亮度。

5. 影像锐化 为了发现细微的肿块和钙化点，显示器必须具有显示高清晰影像轮廓的能力。

6. 符合 DICOM Part 14 的要求 为了在多台显示器上实现影像显示的一致性，显示器的色调特性必须符合 DICOM Part14 灰阶标准。

7. DICOM Part 14 校准 由于显示器的显示质量特性会随着时间逐渐改变，因此要求显示器的校准性能达到 DICOM Part 14 标准。

8. 简单地显示质量控制程序 为了持续保持和控制显示质量，要求显示器提供易于执行的质量控制程序。5MP 医用显示器见图 3-15。

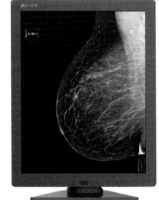

图 3-15 5MP 医用显示器

（二）数字乳腺 X 射线图像 / 报告打印机

数字乳腺 X 射线图像要求打印精度高。其所用的打印机应具备专用数字乳腺 X 射线摄影图像打印功能并可选，并且能够达到数字乳腺 X 射线图像打印的最高密度，可以打印数字乳腺专用测试图像等。干式打印机的主要性能参数为：打印分辨力、打印灰阶、打印像素直径、打印速度、首次打印时间等。

1. 干式胶片打印机 数字乳腺 X 射线图像打印机目前一般采用干式胶片打印机。干式胶片打印机共有两种：一是干式热敏打印机，二是干式激光打印机。干式激光打印机打印分辨力更高，更适合乳腺数字图像的打印，逐渐成为主流。

干式激光打印机主要由数据传输系统、激光光源、激光功率调制及扫描、曝光系统、胶片传输系统、加热显影系统及整机控制系统等部件构成（图 3-16）。

其工作流程：图像浏览打印工作站将图像数据传输到干式激光打印机的存储器中，然后从片盒中抓取胶片，按照胶片运行轨迹，进行激光扫描（激光能量与图像像素数据相匹配）、热鼓加热显影后送至收片区域。

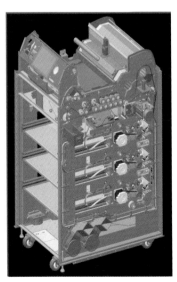

图 3-16 干式激光胶片打印机内部结构示意图

2. 自助打印机 目前，很多医院均采用自助打印机，即将普通 A4 纸质打印机与干式胶片打印机集于一体，配合被检者身份识别系统，既能打印被检者的纸质诊断报告，又能打印被检者的检查图像，实现自助打印报告和照片，方便被检者，节约人力，并能减少差错。其主要由以下四部分组成。

（1）计算机及存储部分：一般采用双机备份管理，一台计算机安装运行打印服务软件正常工作，另一台计算机备份系统并管理存储。存储采用阵列方式，根据医院具体情况而定，一般为 8 ～ 12T。计算机及打印服务软件负责整套系统的运行，具备监控打印终端、打印管理等功能，并与医院信息系统连接通信。系统同时配置稳压电源，保证停电后能够继续使用半小时以上。

（2）干式胶片打印机：乳腺图像打印建议使用高分辨力的干式激光胶片打印机。

（3）报告打印机：负责打印纸质报告单，一般使用 A4 复印纸。

（4）被检者身份识别部分：包括条形码读卡器、IC 卡读卡器、磁卡读卡器等近场通信 NFC 读卡器等读取和识别被检者身份的部件。

工作流程简单方便，使用条形码扫描识别，信息正确，显示报告及胶片数量，胶片打印机和纸质打印机同时工作输出报告和胶片，打印完毕提示结束。

（三）高压注射器

高压注射器在临床上作为 CT、DSA、乳腺 X 射线机等诊疗设备的辅助设备，用于增强检查，可以较好地提高检查诊断正确率。高压注射器基本功能是在一定时间内，通过经皮穿刺进入血管或经人体原有孔道，将足够量的高浓度碘对比剂快速、准确地注射到检查部位，可以对病变部位进行诊断性造影与治疗。

对比增强乳腺 X 射线摄影（CEM）是乳腺 X 射线检查的一项新技术，需要使用高压注射器进行静脉注射对比剂。下文简要介绍高压注射器的组成、工作原理、常用参数及使用注意事项，以供参考。

1. 高压注射器的组成　高压注射器通常由注射头、支架、控制屏及手动开关等组成。注射头主要由传动机构、注射头控制板、电机、压力传感器、限位开关组件、注射头面板和指示灯组成。注射头是控制对比剂或盐水注射的装置，可以完成吸入液体，排出针筒和管路内的空气及高压注射等动作。注射头还具有当前工作状态的提示功能，如预备完毕、故障提示、注射状态显示等。控制屏是人机交互的界面，主要作用是注射程序的设定、注射过程的控制、注射工作过程进度的实时显示、注射结束报告、注射过程实时压力曲线显示等（图 3-17）。

2. 高压注射器的工作原理　目前临床使用的高压注射器大多为采用针筒式注射的高压注射器，其基本原理见图 3-18，通过控制电机的转动，驱动减速机转动，带动滚珠丝杠上的螺母以及相连接的针筒推杆前后运动，从而带动对比剂针筒活塞前进 / 后退，实现对比剂的抽吸、排气、注射功能，在注射过程中，可通过压力传感器实时检测针筒所有的压力。注射头结构示意图见图 3-18。

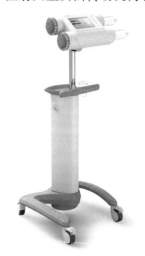

图 3-17　高压注射器示意图

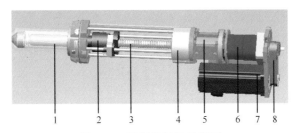

图 3-18　注射头结构示意图

1. 针筒；2. 推杆；3. 滚珠丝杆副；4. 压力传感器；5. 双膜片联轴器；6. 行星减速机；7. 电机；8. 同步轮减速机构

3. 高压注射器常用参数　高压注射器常用主要注射参数包括注射压强 / 压力限值、注射总量、注射速率、延迟时间等。注射参数中注射总量、注射速率、延迟时间等由具体检查要求而定。

压力值设定应不超过液体管路（管路、接头、导管和输液管路等）中强度最低组件的最大额定压力。影响压力的因素见表 3-2。高压注射器的基本性能指标参数见表 3-3。

表 3-2　影响高压注射器注射压力的因素

	压力降低	压力升高
对比剂黏稠度	低	高
连接导管长度	短	长
连接导管内径	大	小

表 3-3　高压注射器的基本性能指标参数

注射速率	0.1 ～ 10mL/s
注射压强	50 ～ 325PSI（磅 / 平方英寸）
注射剂量	1 ～ 200mL
多阶段注射	1 ～ 8 阶段
预案存储量	120 套
注射、扫描延时	0 ～ 900s
双流注射	有
试注射	试注射速率：1.0 ～ 3.0mL/s，试注射药量：1.0 ～ 5.0mL
排空气确认	有
压力超限提示	实时压力显示，当实际压力超过限定时，系统会自动停止注射
压力曲线图	注射过程中实时显示实时压力曲线图
暂停时间	0 ～ 900s，步长为 1s
Hold	大于 40min
KVO	0.1 ～ 0.6mL/min
保温器	保温温度（35±5）℃

4. 高压注射器使用注意事项　高压注射器的使用是一个受到多方因素制约的复杂工作。造影成败，除了与高压注射器常用参数的设置有关外，还与对比剂选择、病患的配合及操作经验有关。

（1）选择对比剂：高压注射器会在短时间内向血管自动高压注入对比剂，所以对比剂的安全性显得尤为重要。目前，临床上通常选用非离子型对比剂，由于非离子型对比剂改善了制剂的理化特性（尤其是渗透压），所以能够降低副作用的发生率。在冬季，利用针筒的加热功能可以将对比剂加温至接近人体体温（36 ～ 37℃），能减少机体对冷液体的反应，提高临床耐受性和减少黏稠度。

（2）剂量与流速：对比剂的用量是保证各部位增强效果的首要因素。在乳腺对比增强摄影过程中，不同体重的被检者所用的对比剂用量不同。若注射对比剂用量过多，就会对被检者造成损伤；若注射总量过少，则达不到满意的增强效果。所以，临床上通常使用体重百分比计算对比剂。在实际操作过程中，还应根据被检者的身体状况，灵活掌握注射剂量并控制对比剂的流速。

（3）静脉渗漏护理：由于高压注射器的注射压力高、流量大，对血管的冲击力较强，要防止对比剂的血管外渗出。因此，在注射过程中，应观察有无渗漏现象，一旦发现，应立即停止注射。局部药物外渗的临床表现早期为损伤的部位肿胀、剧痛、颜色无改变，进而发展到局部或附近出现白色斑块，斑块中出现青紫色，压之不褪色，皮温低，质感硬，严重可见溃疡、继发感染和湿性坏疽。

部分品牌的高压注射器具备直接压力监测技术，可以实时显示压力，当实际压力超过限定值时，系统自动减速；当实际压力超过极限值时，系统立即停止，避免了注射针孔偏离血管或血管破裂导致药液外渗带来的损伤。

（4）规范操作

1）正式推注药物前必须进行排气操作，确定完成排气操作后方可进行注射，否则极有可能导致被检者空气栓塞。部分品牌有强制注射剂时，机头向下，防止空气栓塞。

2）针筒为一次性的，为了避免交叉感染，不能重复使用。

3）吸液必须用无菌针筒套装内的专用吸液管（J 形管）进行，不能用连接管吸药，以免发生交叉感染或意外。

4）注射过程中，务必保持注射机头向下倾斜，以确保药液下沉到针筒前端，从而避免空气栓塞。

5）必须使用与设备匹配的专用注射针筒和管路附件。使用不匹配的针筒可能会对被检者产生伤害。

第三节　机房设计及环境要求

一、机房设计

机房是数字乳腺 X 射线机长期"居住"的地方。由于数字乳腺 X 射线机工作时将产生大量的 X 射线，因此数字乳腺 X 射线机的机房又是一个非持续性的放射源（曝光时才辐射 X 射线）。另外，乳腺摄影又有其特殊性，为此，数字乳腺 X 射线机房的设计和建造与一般建筑不同，有其特殊的要求。机房设计包括机房布局、辐射防护、环境要求、机房地面承重及材料。

（一）机房的布局

乳腺 X 射线机一般情况下需要三个房间：摄影室（检查室）、操作室（控制室）、被检者更衣室（图 3-19、图 3-20）。

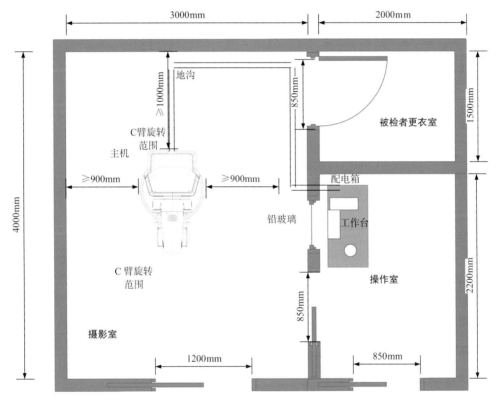

图 3-19　机房布局（1）

1. 摄影室　放置设备主机、空调、除湿设备。摄影室的面积≥12m²，高度≥2300mm，与外界相通的门 2000mm×1200mm。摄影室内设备后方墙面离地 100cm 的地方安装国标 32A 的三线空气开关。

2. 操作室　放置远端控制盒、采集工作站。操作室的面积≥3m²，高度≥2300mm，门≥1800mm×850mm。

3. 被检者更衣室　面积≥2m²，高度≥2300mm，门≥1800mm×850mm。

或只设计摄影室及操作室，在摄影室中做更衣室隔断，如图 3-20 所示。

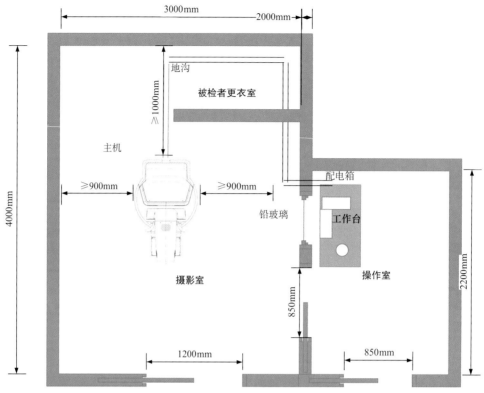

图 3-20　机房布局（2）

（二）机房地面承重及材料

机房地面的承重需根据乳腺 X 射线机的重量进行设计，另外，还需符合当地区域特别的规定或防震的要求；为达到设备承重的要求，需要聘请有资质的机构或个人，对现有房屋结构的承重能力进行确认，或对现有房屋的结构进行改造或加固；乳腺 X 射线机安装的地面避免使用高绝缘性的地板。

（三）机房装修

1. 墙面

（1）墙壁的结构必须按照当地的有关建筑结构的规定执行，墙壁的防护必须符合当地射线防护的有关要求。墙面的装修包括如下几种方式：①刷墙壁涂料；②贴壁纸；③安装塑料隔板；④安装木质墙板。无论哪种墙面装修方式，必须注意以下几点：①安装材料必须使用阻燃材料；②无有毒气体散发；③安装设备前应充分干燥。

（2）如果墙壁使用铅皮防护，应使用木板或其他材料将铅皮安装在装饰材料与墙壁之间，避免铅与人体可能的直接接触。

2. 地面　地面的结构必须符合设备的承重要求，对于地面以下有房间的摄影室，还必须使之符合射线防护的要求；采用适当的方法将设备固定在地面上，并保持水平和垂直；不能安装在有弹性的木质地板或地毯上，否则一段时间后将产生变形，使设备固定松动。

3. 换气窗　摄影室内会产生较多的 X 射线，导致室内空气不利于人的身体健康，所以应保证摄影室定期通风。如果需要安装窗户，应使窗户尺寸较小，同时安装有单向换气扇，窗户也应采取合理的射线屏蔽措施。

二、机房环境

（一）温度、湿度要求

乳腺 X 射线机安装和开始使用时，应保证机房的温度和湿度持续满足以下要求。

1. 摄影室　温度范围为 20 ～ 25℃，波动范围不超过 5℃ /h，湿度范围为 20% ～ 50%，无凝露。

2. 操作室　温度范围为 18 ～ 30℃，湿度范围为 20% ～ 80%，无凝露。

平板探测器对温度、湿度变化比较敏感，频繁的温度波动及大于 50% 以上的湿度，将影响平板探测器的成像质量与使用寿命，需要安装温湿度控制及监测设备。

（二）制冷

根据摄影室的实际面积大小，选择合适制冷量的空调，空调需要 24h 不间断运行。在摄影室面积不大于 30m² 的情况下，房间内部高度不大于 2.9m，选用制冷功率不小于 1800W、制冷量不小于 5000W 的冷热两用分体空调。

（三）除湿

为防止设备受潮加速老化，禁止在摄影室内安装加湿器，禁止在摄影室内设置洗手池。为保证设备正常运行，在摄影室内必须安装单独的除湿设备。除湿机的选购建议：①除湿器有自动控制功能，以利于湿度的保持；②根据房间的面积选择合适除湿量的除湿设备。

（四）机房照明

为使被检者感到舒适，建议在摄影室配置荧光灯的基础上，另外增加一个可调的间接光源。

三、辐射防护要求

为减少对操作者和公众的辐射伤害，机房必须做辐射防护措施。

（一）防护墙

对于现有的房屋墙壁进行改造，假如原有房屋为 240mm 厚的实心砖墙，若增加防护厚度，有以下三种方法。

（1）采用无机复合防护板，钉在墙壁上，在防护板和墙壁之间留出 5 ～ 10mm 间隙，用专用防护涂料分两次填充、压实。

（2）去掉原有的墙皮，分两次涂抹专用防护涂料 10mm 厚，每次涂抹的厚度不能超过

6mm，其中间隔 8 ～ 20h，以墙面七分干为宜。此种方法要求防护涂料的配制合适，涂抹工艺恰当，防止墙皮龟裂。

（3）在墙上钉上木板，将 2mm 厚铅皮钉在木板上，然后再贴附一层装饰板。采用此方法，会对长期工作在铅房中的人员造成不利影响。

（二）防护门

防护门的形式可为拉门、双扇门和单扇防护门。对于拉门，其规格应比实际门高 100mm，比实际门宽 200mm，使之各有 100mm 的重叠，并使大门位于地面以下 10 ～ 15mm 的槽内；对于折页门，应保证门与门、门与墙、门与地面重合不小于 10mm。

（三）观察窗

观察窗的尺寸采用 600mm×400mm×15mm 的铅玻璃，其铅当量应不小于 2mm。对于通风窗的防护，可根据实际情况制作。

（四）警告标志及检测

机房的 6 个面都需要做辐射防护；防护当量应大于 1.0mm 的铅当量；机房外必须设置工作指示灯，门外必须张贴电离辐射警告标志及其中文警示说明。

摄影室的辐射防护应由有资质的辐射防护部门或者公司进行施工。辐射防护的范围包括墙、地板、天花板、门和窗。辐射防护应符合射线防护的有关法律法规要求。

（五）防护器材

每个机房应配备 2 ～ 3 套铅防护服，包括被检者使用的铅围裙、铅围脖一套，陪伴家属和工作人员全套铅防护衣 2 套，铅屏风 1 套。

第四节　设备安装与调试

一、电源、地线与网线

（一）电缆通道的设计

铺设电缆通道的目的主要是避免电缆遭受外力损伤（包括水、鼠害等）、保持整洁美观。电缆通道铺设的方法有以下几种。

1. 电缆沟　地面铺设电缆沟需要预先安排乳腺 X 射线机主机摆放位置，在了解电缆长度的情况下，确定挖掘电缆沟的路线。此安装方式，既美观又不占用空间，不会造成人员绊倒的危险，房间改造时电缆易于取放；但是工作量较大，特别是旧房间改造时。

2. 地面通道　在系统电缆连接全部结束后，给平放在地面的电缆线加上木质或金属封盖。此安装方式，安装工程量小，便于拆卸，易于装机过程中的电缆连接；但地面上的管道会产生安全隐患，可能将人绊倒，占据室内空间，不利于物品的摆放，不太美观。

3. 导管　电缆导管应选用阻燃材料。在安装过程中，将电缆预先穿过导管，然后连接起来。此方法材料成本低，但有安全隐患，容易将人绊倒，装机过程的工作量较大，延长工作时间，以后更换电缆很困难。

（二）电源和配电系统的要求

电源系统需参考乳腺 X 射线机的电源电压、频率、最大功率来配置。以 SN-DR3 系列数字乳腺 X 射线机为例，要求如下。

（1）电源电压：单相 AC220V±10%。

（2）电源频率：（50±1）Hz。

（3）最大功率：6kV·A。

（4）电源内阻：不大于 0.6Ω。

（5）接地电阻阻值：不大于 4Ω。

应提前完成配电箱安装，箱内安装 32A 的空气开关，保护接地线等（图 3-21）。空气开关可直接切断整机电源。电源需要独立进行供电，不得与照明、空调、电梯等大型用电设备共用供电线路。如果经常停电，请配备大于设备输入功率的在线式不间断电源（UPS），后备时间≥30min。地线应每年在干燥季节进行测量，以保证其可靠性。

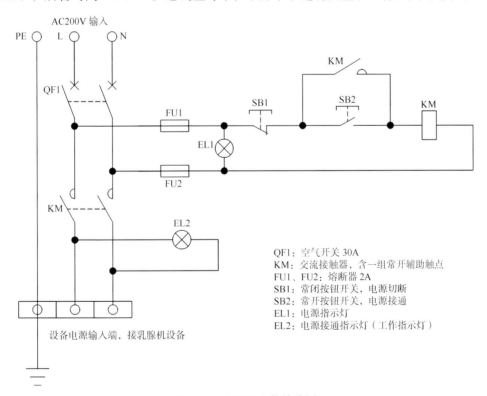

QF1：空气开关 30A
KM：交流接触器，含一组常开辅助触点
FU1、FU2：熔断器 2A
SB1：常闭按钮开关，电源切断
SB2：常开按钮开关，电源接通
EL1：电源指示灯
EL2：电源接通指示灯（工作指示灯）

图 3-21　电源配电箱接线图

另外，辅助设备和电源也需要一并考虑设计施工，如高压注射器、浏览打印工作站的电源等。

（三）地线安装

乳腺 X 射线机是一个高压电器设备，良好的接地对于其安全正常的运行非常重要，设备的安全保护接地电阻应小于 4Ω。安装地线需要在安装工程师的指导下完成，地线的安装须符合国家的规范。建议安装的内容包括四个方面。

1. 埋设接地电极位置的选取　接地电极应埋设在建筑物 3m 以外，靠近摄影室。接地极和避雷针的接地极之间的距离应至少相距 10m。附近没有水源、下水道设施，没有大量石块和建筑废料。

2. 地线装置的材料和加工　接地电极最好选取一块面积为 1000mm×1000mm，厚度为 3mm 的电解铜板，接地体与引出地线的连接不允许用锡焊，只能用电焊或气焊，焊接面积不得少于 10cm^2。地线采用 6 ～ 8mm^2 紫铜线。

3. 接地电极的埋设　接地体应埋在大地冻土层以下的湿润土壤中。一般要求地下深度大于 2m。埋设方法如下：①挖一个 1.5m 见方、深 2m 的方坑；②铺入 10mm 厚的木炭；③再铺 5mm 厚的食盐（粉末状）；④放入电解铜板；⑤再铺 5mm 厚的食盐和 10mm 厚的木炭（粉末状）；⑥最后往坑内填土，边填土边浇水直到填满。

从地下引出的紫铜线上端露出地面 10 ～ 20cm，其与引入室内的地线连接方式应为电焊或气焊，也可用螺钉、线夹等连接，不可用锡焊。露出部分用绝缘布缠好再引入室内。引入室内的地线应选用铜芯电线，截面不小于 6mm^2。

（四）网线

数字乳腺 X 射线机需要与医院 PACS 联网上传数字图像，同时也需要与放射信息系统联网获取被检者信息，因此需要在乳腺机房操作间安装网络接口，一般需要千兆网到桌面，至少预留 3 个网口。由于数字乳腺 X 射线机升级换代，DBT 摄影检查一个被检者的一个体位就可获得 70 余幅图像，用光纤代替千兆网线更合理。

二、设备安装

（一）开箱

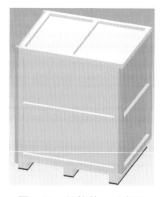

开箱前先检查包装箱是否完好，应无明显破裂或损坏情况。若有破损，请立即联系承运方和发货公司，并保留相关证据。开箱后核实装箱单与箱内实物是否相符，如有短缺，须立即与该设备销售部门联系（图 3-22）。

使用两支扳手将木箱的紧固螺栓松开拆下，先拆除顶板的紧固螺栓，取下顶板；再依次拆除前后侧板和左右侧板的紧固螺栓，并将侧板移除。

将拆下的后侧板挪到设备前侧，对齐卧放，并靠紧底板前侧（图 3-23）；移除机头上方缓冲用的珍珠棉顶盖，将机身旁侧的附件纸箱也移出，另行放置妥当。

图 3-22　整箱外观示意图

拆卸设备两侧的移动架组件（图 3-24）：卸下移动架组件上的钣金固定架上的螺钉，将钣金固定架拆除，将移动架组件取下备用。

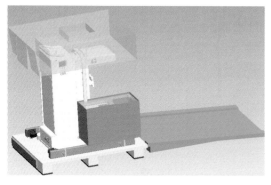

图 3-23 拆箱示意图

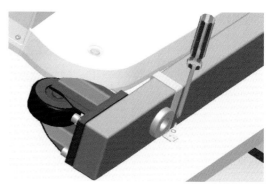

图 3-24 拆下移动架组件

类似于以上拆卸方式，将四支升降螺柱的钣金固定架拆除（图 3-25），再将四支升降螺栓取下备用。

将底座上的四个底孔胶塞用手逆时针旋转后取下备用（图 3-26）。

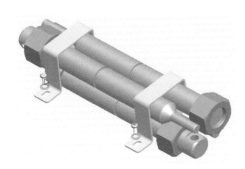

图 3-25 拆下升降螺柱

图 3-26 拆下底座上的四个底孔胶塞

（二）移动

将底座的四个孔位内的木螺钉拆除，解除锁定（图 3-27）。

将"后升降螺柱"（细螺纹段较长款，图 3-28）和"前升降螺柱"（细螺纹段较短款，图 3-29），从胶袋中取出。

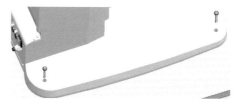

图 3-27 拆卸固定底座用的四个螺钉

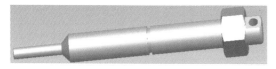

图 3-28 后升降螺柱

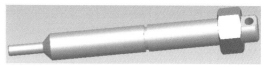

图 3-29 前升降螺柱

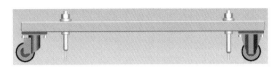

图 3-30   移动架组件

将"后升降螺柱"插入"移动架部件"的后端（靠近万向脚轮的一侧），将"前升降螺柱"插入"移动架部件"的前端（靠近定向脚轮的一侧）（图 3-30）。

将"移动架部件"移到设备底座相应位置（万向轮在后端，定向轮在前端），将"后升降螺柱"和"前升降螺柱"对准底座的孔位后旋入收紧（图 3-31）。

用扳手旋转四支"升降螺柱"上的大螺母，旋转时为了使螺柱不被带动旋转，需使用十字螺丝起子或是较大的内六角扳手插入螺柱顶部的孔中，以保持螺柱不动，此时旋转大螺母可使升降螺柱带动整机提升，依次旋转 4 个大螺母，使整机的底盘离开木箱底板面约 25mm；小心推动设备，使之向前，沿斜坡滚下，到达平坦底面，并推动到房间内合适位置就位，之后旋转四个大螺母，使设备平缓落地，然后拆除移动架部件（图 3-32）。

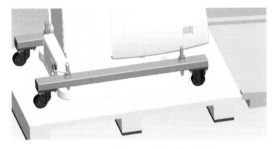

图 3-31   移动架组件安装示意图

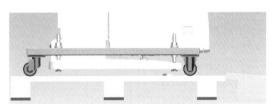

图 3-32   用移动架组件提升设备

（三）安装

检查设备，整机（图 3-33）应处于完好无损状态；从附件箱中取出各组件，有如下几个组件：放大架 1 件，压迫板 1 件，脚踏开关 2 件，防护罩 1 件，电缆线包，串口通信线；将采集工作站主机及显示器连接好。

将电缆线包拆开，将各条线缆连接到设备底座后盖的对应插座上，两个"脚踏开关"对应插上底座后盖板上脚踏开关接口，然后将"串口通信线"通过房间的导线槽接入控制室内与检查室底座后盖的串口通信接口连接好（注意：导线槽应该具备防辐射功能，防止 X 射线泄漏）；连接接地柱的黄绿色接地线务必有效接地，之后接好电源线，并插入墙体插座，连接到网电源（图 3-34）。

通电开机；当设备自检完毕，近端显示屏显示"READY"时，按住机架上升按键（图 3-35），使机头上升，上升约 10cm 时可以停止，再按住左旋转键，直到机头自动恢复到正常位置（相对装箱时的位置旋转 180°）。

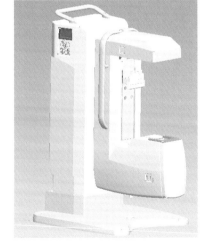

图 3-33   整机就位

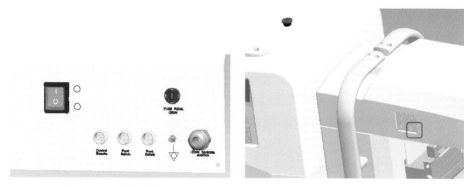

图 3-34　底座后盖示意图　　　　　　　　图 3-35　近端操作面板按键

将防护罩卡入机头相应位置（图 3-36）。

此时，"C 臂固定座"仍然凸出在底座表面。为避免影响影像技师操作，需将"C 臂固定座"旋下，使之与底座表面平齐。然后将之前拆下的四个底座螺孔塞旋入底座的四个螺孔内，保护螺孔，并且使得底座较为美观（图 3-37）。

至此，整机安装完成（图 3-38）。

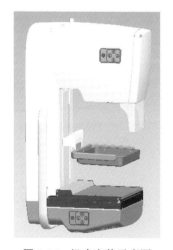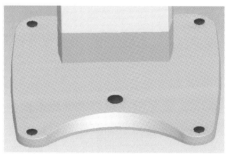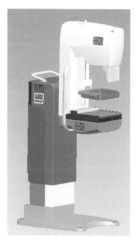

图 3-36　机头安装示意图　　　图 3-37　底座的底孔胶塞安装示意图　　　图 3-38　整机安装示意图

三、设 备 调 试

设备安装完成后，需要进行全方面调试，通过调试后，设备的参数和性能才能达到最佳运行状态，待检测合格后方能交付使用。常规由安装工程师负责调试和检测。不同的设备调试顺序和内容不同，一般根据安装手册的要求进行。乳腺 X 射线机的调试大致包括以下几个方面。

1. 组件确认　设备安装完成后，检查各组件及其连接是否完整、正确；确认电源、紧急开关、地线及各组件电源线连接是否正常，是否符合通电调试要求，确认无误后方可通电调试。

2. 通电调试　检测电源合格后，启动配电箱，按下开机按钮，观察机架及计算机系统启动情况。

3. 机械调试　检查机架、压迫器运动情况，测试机架升降及 C 臂旋转的制动和角度运动精度，以及压迫器起降和压迫力度。检测按键、手闸和脚闸的灵敏度等情况。

4. X 射线发生系统调试　包括管电压准确性、管电流准确性、手动（MAN）模式和 AEC 模式曝光、摄影时间、半价层、照射野等项目的调试。

5. 平板探测器测试　包括空间分辨力、图像均匀性、图像伪影、图像缺陷的测试与校准。

6. 系统调试　影像采集系统网络链接的调试，包括医学图像存储与传输系统、放射信息系统、胶片打印机的连接与测试等。

7. 应用调试　设定图像采集参数及器官程序，包括 mAs、时间、靶/滤过组合等；与诊断医师一起观察图像，达成共识；选择与设定图像标注信息；测试后处理工作站图像浏览与打印一致性，设定适合本医疗机构的胶片打印的尺寸和格式，以期达到"所见即所打"。

第五节　设备维护与维修

一、设备维护

同型号的数字乳腺 X 射线机，在相同条件下使用，有的多年不发生故障，有的却故障不断。这固然与各台机器的质量有关，但不可否认，还与使用、维护的好坏密切相关。

数字乳腺 X 射线机的维护包括：正确使用、日常保养和定期检修与检测三个方面。

（一）正确使用

1. 明确使用原则　①数字乳腺 X 射线机要求乳腺影像技师操作。②数字乳腺设备有其特殊性，必须严格遵守设备使用说明书和操作规程。③曝光前，应观察摄影室的温湿度情况是否达标，以免影响平板探测器接收数据，进而影响图像质量；若摄影室温度过低，要开机预热一段时间，防止突然大容量曝光，以防损害 X 射线管。④曝光过程中应注意观察控制台上的指示情况，倾听机器的工作声音，以便及时发现故障。⑤曝光过程中，不得随意调节曝光参数。⑥严禁 X 射线管超容量、超热容量使用，并尽量避免不必要的曝光。⑦更换压迫器、放大装置、三维穿刺装置、三维体层合成（如 DBT）摄影装置等附加装置，动作要轻柔，以免损坏，造成不必要的损失。⑧软件操作切勿大意，读懂对话窗含义后再确定。软件关机后，一些硬件需要工作一段时间才结束。若直接硬件关机，一些部件或软件还未运行结束，会影响复位、散热以及上传图像至 PACS，甚至导致丢失图像和程序等故障。

2. 遵守操作规程　操作规程是为保证 X 射线机正常工作，根据数字乳腺 X 射线机的结构、性能特点而编排的一整套操作程序。由于设备结构的差异，操作规程也不相同。

对于数字乳腺 X 射线机而言，操作规程如下。①操作前，首先观察摄影室、操作室温湿度是否在正常范围内，机架是否处于正常位置，然后观察控制台、采集工作站、图像浏览打印工作站及 UPS 电源状态是否正常。②数字乳腺 X 射线机为了保证平板探测器温度，墙闸配电箱一般处于"开"状态。打开控制台开关，观察机器状态是否正常。③依据检查部位体位，选择适当参数。④操作脚闸和手闸时，动作要迅速，用力要均衡适当。⑤设备使用完毕，一般使用软件关机，墙闸不关，以保证平板探测器供电，使其保持恒温。

（二）日常保养

日常保养工作包括谨慎操作，保持机房干燥，做好清洁卫生，注意安全检查，以及主要部件保养。具体操作如清洁机器进风口、滤网、控制台、摄影台、压迫板及脚闸等。

（三）定期检修与检测

数字乳腺 X 射线机在使用过程中，除了一般的日常保养外，还应进行全面定期检修，以便及时排除故障隐患，延长设备的使用寿命。全面的定期检修一般包括硬件及软件，一般一年一次。

1. 硬件部分的定期检修

（1）机械部件检修：压迫器及压力测试、脚闸线及机械灵敏度、摄影机架的内平衡、电缆通道等。

（2）电气部件的定期检修：①电路检查，包括接头、电缆；②接地装置及地线是否牢固；③控制台内、控制柜及机架内电路板及接线的检查；④网线、光纤的检测及擦拭；⑤性能检测，包括 X 射线机的一些主要参量及平板探测器的校准等。

2. 软件方面的定期检测　包括设备及工作站的系统软件、应用软件的检测，包括：①错误日志的调取分析，排除隐患；②采集工作站及打印浏览工作站的图像存储的清理；③软件经常卡顿、速度慢需要重装，恢复盘的制作等。定期检修与检测需要专业工程师与影像技师一起完成。

二、设备维修及常见故障分析

数字 X 射线摄影（digital radiography，DR）设备的检修，是以 X 射线机的结构和设计数据为依据，通过分析推理，采用恰当的检修方法，排除故障，使机器重新运转的复杂过程。掌握检修原则、常用方法和注意事项，是做好检修工作的重要保证。数字 X 射线机的故障通常可分为硬件故障和软件故障两大类。硬件故障又分为机械故障和电器故障；软件故障又分为系统软件故障和应用软件故障。

由于数字乳腺 X 射线机的使用特点，其结构与其他 X 射线机有较大不同，因此其故障分析和维修与其他 X 射线设备也存在较大差异。随着科学技术的进步，设备的集成化、智能化程度越来越高，对常规的故障都设计了自我检测机制。当使用过程中发生故障时，系统一般都会给出故障代码，用户或工程师可根据故障代码及厂家提供的用户手册、服务手册进行处理。很多故障可能是由于简单的原因或者操作错误造成的，可以自行处理。当遇到不能自行处理的故障时，可联系厂家的维修工程师。

数字乳腺 X 射线机常见故障主要有五大类：操作性故障、曝光控制系统故障、运动控制系统故障、平板探测器故障及计算机故障。

下面以 SN-DR3 系列数字乳腺 X 射线机为例讨论其维修方法。

（一）操作性故障

因操作不当引起的故障，包括手闸、脚闸控制时间失序，自检过程中按动操作按钮，压迫器不匹配或压力不当等。

1. 错误代码 0x0F

（1）故障分析：该错误代码报错信息为曝光启动曝光手闸提前松开。启动曝光后，曝光控制系统检测到曝光手闸信号未到曝光时间提前释放时，会出现该提示信息，同时自动结束曝光并反馈实际电流值。若提前结束曝光，则会导致曝光剂量不足，使图像质量下降。

（2）故障原因

1）操作者提前松开曝光手闸。

2）曝光手闸或者曝光控制板（D802）在启动曝光后损坏，或者连接线断开。

（3）解决方案

1）清除报错后，重新执行曝光。

2）联系专业工程人员对手闸、连接线及接头处、曝光控制板（D802）进行检查，定位到问题点后更换对应部件。

2. 错误代码 0x32

（1）故障分析：该错误代码报错信息为系统开机自检未完成时，脚踏开关踩下。系统开机后会启动自检程序，在系统自检过程中，运动控制板（D801）检测到脚踏开关被按下的信号时会触发此报警。

（2）故障原因

1）系统在开机自检过程中，脚踏开关被踩下。

2）脚踏开关损坏或短路。

3）运动控制板脚踏开关信号检测电路损坏。

（3）解决方案

1）松开脚踏开关。

2）查看运动控制板（D801）上 LED 灯 D22、D26 是否点亮，如点亮，检查脚踏开关是否短路，是否未弹起，连接线缆是否损坏短路；如未有指示灯点亮，则按解决方案 3）处理。

3）分别检查运动控制板（D801）上测试点 TP55、TP58 是否至少有一个为高电平，若是，则更换运动控制板（D801）。

3. 错误代码 0x33

（1）故障分析：该错误代码报错信息为系统开机自检未完成时，按下了 C 臂旋转按键或者升降按键。系统开机后会启动自检程序，在系统自检过程中，运动控制板检测到 C 臂升降或者旋转按键被按下的信号时会触发此报警。

（2）故障原因

1）系统在开机自检过程中，C 臂上升降或者旋转按键被按下。

2）C 臂上按键有损坏或短路。

3）运动控制板按键检测电路损坏。

（3）解决方案

1）松开 C 臂按键。

2）查看运动控制板（D801）上 LED 灯 D28 ～ D29 是否点亮，如点亮，分别检查 C 臂上 4 块按键板按键是否有短路，是否有按键未弹起，连接线缆是否损坏或短路。如未有指示灯点亮，则按解决方案 3）处理。

3）分别检查运动控制板（D801）上测试点 TP53、TP54、TP55、TP56、TP34、TP60 是否至少有一个为高电平，若是，则更换运动控制板（D801）。

4. 错误代码 0x36

（1）故障分析：该错误代码报错信息为急停开关被按下后，运动控制板检测到有 C 臂运动控制按键被按下的信号或者脚踏开关被踩下时会触发此报警。

（2）故障原因

1）急停开关确实被按下，然后运动控制按键被按下。

2）升降安全限位开关被触发。

3）运动控制板（D801）损坏。

（3）解决方案

1）松开急停开关。

2）检查设备升降安全限位开关 S810\S811 是否触发，如触发，需更换开关。

3）更换运动控制板（D801）。

5. 错误代码 0x40

（1）故障分析：该错误代码报错信息为压迫器高度小于 256mm 时，放大架被插入。当设备压迫器插上压迫板且高度小于 256mm 时，放大架是不能插入到设备上的。当压迫器高度小于 256mm 且取下压迫板时，放大架能正常插入，但是压迫板不能安装到压迫器上。

（2）故障原因

1）当压迫器高度小于 256mm 时，放大架被插入。

2）当实际没有插入放大架报此错误时，运动控制板（D801）损坏。

3）压迫器高度实际大于 256mm，插入放大架后报错，厚度值检测不准确。

（3）解决方案

1）抬升压迫器高于 256mm 后，再插入压迫板。

2）更换运动控制板（D801）。

3）重新校准压迫器厚度，若仍然出现此错误，则需更换运动控制板（D801）。

6. 错误代码 0x45

（1）故障分析：该错误代码报错信息为开机自检时检测到压迫器有压力。在系统开机自检过程中，当系统检测到压迫器受到压力时，为保证安全会报此错误提示操作者。

（2）故障原因

1）开机自检过程中，压迫板压迫到物体。

2）压力传感器损坏。

3）压力检测板损坏。

（3）解决方案

1）松开压迫板，错误自动消失。

2）重新校准压力，如仍然报错，则需更换压力传感器；如更换压力传感器后仍然报错，则需更换运动控制板（D801）。

（二）曝光控制系统故障

曝光控制系统故障主要包括高压逆变电源、X 射线管电压、灯丝加热控制模块、X 射线管温度检测、阳极启动、曝光手闸等报错。

1. 错误代码 0x01

（1）故障分析：该错误代码报错信息为上电时高压逆变电源报警。系统在上电自检过程中检测到高压电源报错，会触发此报警。

（2）故障原因

1）上电初始化过程中，检测到高压电源的内部温度高于 75℃，过温保护开关触发。

2）高压电源上电后，检测到电路故障。

3）曝光控制板（D802）电路故障，误报警。

（3）解决方案

1）检查外壳是否发烫，关闭设备 20min 以上，开机后如还报错，则按解决方案 2）处理。

2）查看曝光板上高压报警指示灯 D12 是否点亮，如指示灯 D12 点亮，则为高压电源损坏，需更换高压电源，如未点亮则按解决方案 3）处理。

3）更换曝光控制板（D802）。

2. 错误代码 0x02

（1）故障分析：该错误代码报错信息为 X 射线加载时高压电源报警。系统在曝光启动后检测到高压电源报错，会触发此报警。

（2）故障原因

1）高压启动加载过程中，当输入的电压达不到工作时需要的最低电压时，会出现欠压保护，防止低输入工作电压时反复启动导致损坏。

2）若高压启动加载过程中产生的高压大于设定的最大电压，就会出现过压保护。

3）若高压启动加载过程中产生的电流大于设定的最大电流，就会出现过流保护。

4）曝光控制板（D802）电路故障，误报警。

（3）解决方案

1）重启系统，重新启动高压加载，如果仍然报错，测量高压延时板上（D806）高压电源输入端，J2-2 与 J2-4 之间的电压是否为 AC 220V±10%。如果电压不正常，检查供电电源；如果电压正常，查看曝光板上高压报警指示灯 D5 是否点亮，如指示灯 D5 点亮，则为高压电源损坏，需更换高压电源，如未点亮则按解决方案 2 处理。

2）更换曝光控制板（D802）。

3. 错误代码 0x03

（1）故障分析：该错误代码报错信息为上电自检时 X 射线管灯丝加热控制模块（D805）故障报警。开机自检时，曝光控制板启动灯丝预热后会检测灯丝加热控制模块（D805）状态，当检测到灯丝加热控制模块报警信号激活时会触发此报警，同时灯丝加热控制模块上报警指示灯会点亮。

（2）故障原因

1）灯丝加热控制模块连接到 X 射线管的线缆脱落或者断开。

2）X 射线管阴极灯丝烧断。

3）灯丝加热控制模块（D805）或曝光控制板（D802）损坏。

（3）解决方案

1）检查灯丝加热控制模块连接到 X 射线管的线缆是否短路，是否接触良好，若不正常则更换线缆。

2）用万用表通断挡位测量 X 射线管控制接口 5-6、7-9 号引脚是否短接，若不正确则 X 射线管的灯丝烧断，更换 X 射线管；若正常则按解决方案 3）处理。

3）检查曝光控制板上报警指示灯 D39 是否点亮，如点亮可判定为加热控制模块（D805）损坏，需更换此模块；如 D39 未点亮则曝光控制板（D802）损坏，需更换曝光控制板。

4. 错误代码 0x06

（1）故障分析：该错误代码报错信息为 X 射线管温度过高报警。当系统启动曝光时，曝光控制板（D802）发出控制命令给阳极控制板（D804），阳极控制板（D804）检测到阳极电机控制线断开后发出报警信号给曝光控制板（D802）。

（2）故障原因

1）X 射线管温度超过（80±4）℃，X 射线管内部温度保护开关动作，不能执行曝光。

2）阳极控制板到 X 射线管的连接线损坏断开。

3）阳极控制板阳极启动电路损坏。

（3）解决方案

1）关闭设备，等待 X 射线管冷却，待温度恢复正常后，启动系统重新执行曝光。

2）检查阳极控制板连接到 X 射线管的线缆是否正常连接，如不正常，更换线缆；如线缆正常，X 射线管温度正常，按照解决方案 3）处理。

3）用示波器测量阳极控制板上测试点 TP2 波形是否正常，如不正常，则更换阳极控制板。

5. 错误代码 0x08

（1）故障分析：该错误代码报错信息为 X 射线管阳极启动异常报警。当系统启动曝光时，曝光控制板（D802）发出控制命令给阳极控制板（D804）启动阳极旋转，但长时间未收到 X 射线管阳极启动成功的反馈，也没有收到阳极控制板的报错信息时，会触发此报警。

（2）故障原因

1）曝光控制板（D802）与阳极控制板（D804）连接线损坏。

2）曝光控制板（D802）电路损坏，启动信号未发出到阳极控制板，或者阳极控制板反馈的启动成功信号未接收到。

3）阳极控制板损坏。

（3）解决方案

1）检查曝光控制板（D802）与阳极控制板（D804）连接线，如损坏则更换。

2）更换曝光控制板（D802），重新执行曝光，如仍然产生报错，按解决方案 3）处理。

3）更换阳极控制板（D804）。

6. 错误代码 0x0B

（1）故障分析：该错误代码报错信息为曝光时无高压输出。系统在启动高压加载200ms 内未检测到高压电源输出高压的反馈信号，或者输出的高压幅值小于设定值的30%，则触发此报警。

（2）故障原因

1）高压电源损坏，无法输出高压。

2）曝光控制板损坏（D802）。

（3）解决方案

1）用示波器或万用表曝光控制板上高压输出参考电压 TP46（kV_REF）和高压实际输出反馈电压 TP28（kV feedback），电压 1V 等于输出高压 8kV。如果 TP44 电压与界面设定电压一致，TP28 电压不一致，则高压电源损坏，需更换高压电源；如果 TP44 电压不正常，则表示曝光控制板（D802）输出控制电路损坏；如果 TP44 电压正常、TP28 电压也正常，则表示曝光控制板（D802）反馈检测电路损坏，按解决方案 2）处理。

2）更换曝光控制板（D802）。

7. 错误代码 0x0E

（1）故障分析：该错误代码报错信息为曝光手闸短路报警。系统初始化时，曝光控制板（D802）检测到曝光手闸被按下，则触发此报警；曝光完成系统进入冷却状态，从冷却状态到冷却完成后一直检测到曝光手闸被按下，也会触发此报警。

（2）故障原因

1）手闸没有释放，或者手闸短路。

2）曝光控制板手闸检测电路损坏。

（3）解决方案

1）检查曝光手闸是否弹起，如果弹起，则拔掉曝光手闸测量其两根信号线是否短路，如果短路则更换曝光手闸。

2）取下曝光手闸后，检查曝光控制板（D802）上手闸指示灯 D36 是否点亮，如果点亮，则检测电路损坏，需更换曝光控制板（D802）。

（三）运动控制系统故障

运动控制系统故障包括缩光器切换、旋转电机驱动器、升降电机驱动器、压力传感器等报错。

1. 错误代码 0x37

（1）故障分析：该错误代码报错信息为缩光器滤片切换超时，运动控制板（D801）发送启动信号给缩光器控制板（D813）驱动滤片切换电机运动，若超过规定时间未收到反馈到达切换位置的信号，就会触发此报警。

（2）故障原因

1）缩光器滤片切换电机损坏。

2）缩光器控制板损坏（D813）。

3）运动控制板（D801）损坏。

（3）解决方案

1）重启系统，观察系统初始化自检过程中滤片是否在运动，如果未运动，拔掉电机连接线，测量缩光器控制板 2 脚插座 J6 是否有电压输出，如果有电压输出，则电机损坏，需更换电机；如果没有电压输出，按解决方案 2）处理。

2）检查连接到缩光器 J4 插座的线缆是否损坏，如没有损坏，则更换缩光器控制板（D813）；如仍然报错，按解决方案 3）处理。

3）更换运动控制板。

2. 错误代码 0x3B

（1）故障分析：该错误代码报错信息为旋转电机驱动器报错；系统启动初始化完成后，运动控制板检测到旋转电机驱动器报警信号触发，则触发此报警。

（2）故障原因

1）运动控制板到旋转电机驱动器线缆损坏。

2）旋转电机或旋转电机驱动器损坏。

3）运动控制板（D801）损坏。

（3）解决方案

1）检查运动控制板到旋转电机驱动器线缆是否有短路、断裂，如有则更换连接线。

2）检测电机驱动器上 LED 指示灯是否点亮，如果未点亮，检查驱动器电源输入是否正常，如电源正常则更换驱动器，如电源不正常则更换 48V 开关电源；如果 LED 指示灯点亮，根据 LED 指示状态可判定问题点；如果 LED 指示电机或者编码器错误，则可能是电机损坏，需更换电机；如果运动控制板上报警指示灯 D18 点亮，则驱动器损坏，需更换驱动器，如果未点亮则按解决方案 3）处理。

3）更换运动控制板。

3. 错误代码 0x3C

（1）故障分析：该错误代码报错信息为压力传感器失效报警。运动控制板（D801）

会实时监测压力检测板发过来的压力值，当压力检测板（D808）发出压力值不正常或者压力检测板反馈错误状态时，会触发此报警。

（2）故障原因

1）压力传感器损坏，导致检测不到压力。

2）压力检测板（D808）的压力检测电路损坏。

（3）解决方案

1）检查压力传感器是否有变形，线缆是否断裂，如有则更换压力传感器。

2）测量压力检测板（D808）测试点 TP4 处电压值是否随着压迫板受力变化而变化，如没有变化，则更换压力检测板（D808）。

4. 错误代码 0x42

（1）故障分析：该错误代码报错信息为升降电机驱动器报警。当运动控制板（D801）检测到升降驱动器报警信号触发时，会产生此报警。

（2）故障原因

1）运动控制板到升降电机驱动器线缆损坏。

2）升降电机或升降电机驱动器损坏。

3）运动控制板（D801）损坏。

（3）解决方案

1）检查运动控制板到旋转电机驱动器的线缆是否有短路、断裂，如有则更换连接线。

2）检测电机驱动器上 LED 指示灯是否点亮，如果未点亮，检查驱动器电源输入是否正常，如电源正常则更换驱动器，如电源不正常则更换 48V 开关电源；如果 LED 指示灯点亮，根据 LED 指示状态可判定问题点；如果 LED 指示电机或者编码器错误，则可能是电机损坏，需更换电机；测量运动控制板上插座 J8-4 与 J8-5 之间的电平是否为高电平（5V），如是则驱动器损坏，需更换驱动器，如果未点亮则按原因解决方案 3）处理。

3）更换运动控制板。

（四）平板探测器故障

平板探测器故障包括通信失败、图像增益校准模板加载失败、图像缺陷校准模板加载失败、反馈错误等。

1. 错误代码　FPD_DETECTOR_CONN_ERR。

（1）故障分析：该错误代码报错信息为平板探测器通信失败。工作站与平板探测器进行通信时，没有收到有平板探测器的信息回传，会触发此报警。

（2）故障原因

1）平板探测器电源没有接通。

2）网线连接失败。

3）计算机网卡损坏。

（3）解决方案

1）测量平板探测器电源输入两端的电压是否在（24±1）V 的范围内，如没有电压，请检查主机电源是否打开；如主机电源输入正常，则需要更换平板探测器的开关电源。

2）检查网线的连接是否良好。

3）更换计算机网卡。

2. 错误代码　FPD_CREATE_GAIN_ERR。

（1）故障分析：该错误代码报错信息为平板探测器图像增益校准模板加载失败，工作站无法输出校准后的图像，触发此报警。

（2）故障原因

1）增益校准模板不存在。

2）增益校准模板的保存路径不正确。

3）增益校准模板被损坏。

（3）解决方案：重新做平板探测器增益校准，并且放置于平板探测器运行目录下。

3. 错误代码　FPD_CREATE_DEFECT_ERR。

（1）故障分析：该错误代码报错信息为平板探测器图像缺陷校准模板加载失败，工作站无法输出校准后的图像，触发此报警。

（2）故障原因

1）缺陷校准模板不存在。

2）缺陷校准模板的保存路径不正确。

3）缺陷校准模板被损坏。

（3）解决方案：重新做平板探测器缺陷校准，并且放置于平板探测器运行目录下。

4. 错误代码　FPD_0x14_ERR。

（1）故障分析：该错误代码报错信息为平板探测器反馈错误，系统曝光时序与平板探测器开窗信号不一致导致触发此报警。

（2）故障原因

1）平板探测器通信异常。

2）平板探测器开窗延迟。

3）平板探测器损坏。

（3）解决方案

1）测试电平状态，将 DB15 插头输出端悬空（不连接到信号转接板）进行测试，正常状态见表 3-4。

表 3-4　管脚电压

信号板 J15	平板探测器同步接口	信号板 J15	平板探测器同步接口
1-2 脚	0V	1-4 脚	高电平
1-3 脚	0V	1-5 脚	高电平

2）若上一步电平状态测试异常，则需要更换平板探测器。若电平状态测试正常，仍然不能正常曝光，则进行下面步骤：断开平板探测器电源，用万用表蜂鸣挡，测试 DB15 插头 9-13 脚是否导通，若正常为不导通；若不导通，则需要更改平板探测器。

（五）计算机故障

计算机故障包括计算机与系统连接失败，无法加载图像，计算机蓝屏等。

1. 错误代码　IMAGE_ENHANCEMENT_ERR。

（1）故障分析：该错误代码报错信息为计算机无法加载图像进行后处理，工作站处理图像失败会触发此报警。

（2）故障原因

1）没有插入后处理 Dongle。

2）计算机 USB 损坏或驱动被删除。

（3）解决方案

1）检查是否插入后处理 Dongle，计算机 USB 驱动是否正常。

2）检查计算机 USB 是否被禁用。

3）若故障原因1）和2）正常，则重新安装加密狗驱动 Sentinel System Driver。

2. 错误代码　COM_CONNECTED_ERR。

（1）故障分析：计算机与系统连接失败，导致数据交互中断会触发此报警。

（2）故障原因

1）串口通信线缆松脱。

2）计算机 COM 接口损坏。

（3）解决方案

1）检查串口通信线缆是否连接良好。

2）若串口通信线缆正常，则检查计算机的串口是否能够正常工作，并且把端口号设置为"COM5"。

3. 错误代码　计算机蓝屏。

（1）故障分析：可能是 Windows 系统或硬件问题。

（2）故障原因

1）Windows 系统文件损坏或丢失。

2）计算机硬件损坏。

（3）解决方案

1）进入安全模式，以待机的形式连续运行 48h 以上，若不出现蓝屏，则说明是 Windows 系统出现问题，需要修复或重装。

2）若在安全模式下也出现蓝屏，则说明硬件异常，需检查计算机内存条是否正确安装及兼容性问题。

第四章　乳腺 X 射线的成像机制

第一节　乳腺解剖

乳腺由脂肪和纤维腺体组织构成，伴有神经、动脉和静脉及起支持作用的结缔组织。乳腺的支持结构使乳腺能够向下、向外运动，而向上、向内运动相对比较固定。乳腺在青春期发育，固定于前胸壁的胸大肌上，垂直方向上位于第 2～6 肋骨，内侧至胸骨外侧缘，外侧至腋中线（图 4-1、图 4-2）。由于激素的刺激，在妊娠期和哺乳期，乳腺会发生不同的生理变化，并最终退化。这些变化在乳腺 X 射线摄影中显而易见。

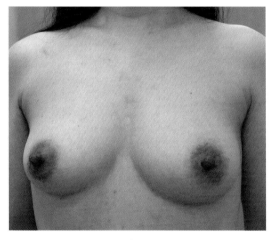
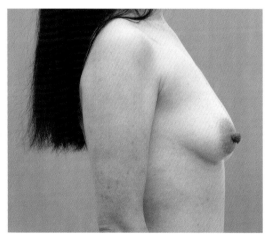

图 4-1　双侧乳腺正面观　　　　　　　图 4-2　右侧乳腺侧面观

一、乳腺胚胎学及发育

（一）乳腺正常发育

乳腺起源于胎儿发育期的上皮腺体组织，位于前胸真皮的深浅筋膜之间。乳头由表皮棘层细胞增殖而成。

乳腺的发育始于妊娠的第 2 个月，在胎儿的腹壁形成两条增厚的外胚层基线，并从腋窝一直延伸到腹股沟，这两条线称为乳线。乳腺可以在此线的任一点发育。胎儿发育第 9 周，此线开始退化，通常在胸部留下单一功能的幼芽，在青春期发育为成人乳腺，但 2%～6% 的人乳线上可能出现一些异常或附属的乳腺组织，这些乳腺组织可能有或者没有可见乳头，在 X 射线摄影检查时要注意这一点，因为乳腺疾病可能出现在任何乳腺组织存在的部位。

乳腺腺体的组成成分由胚层开始发育，起源于增厚的表皮，在妊娠第 12 周内，15～20 组外胚层细胞发育成潜在中胚层，这些细胞不断扩大空间形成输送乳汁的导管。乳头最初是浅层表皮的一个凹口，并在短期内外翻。

乳腺结缔组织基质形成于中胚层，同时形成皮肤真皮和浅筋膜，形成的 Copper 韧带在两层之间。

月经初期后，卵巢开始产生黄体酮，使得小叶和腺体开始发育，乳腺从双侧前胸壁胸大肌的芽叶开始发育，一旦成型便会垂直处于第 2～6 肋间，从内侧的胸骨至外侧腋中线，发育过程 3～5 年。

（二）乳腺异常发育

1. 男性乳房发育症　是指男性乳腺发育，是激素水平紊乱的结果，发生于青春期或者之后，由疾病、药物治疗、吸毒或过多乙醇摄入所致。男性假性乳房发育会在前胸壁乳头乳晕复合体下形成脂肪堆积；而男性乳房发育症的乳腺组织发育明显。男性乳腺发育或发生肿物时，局部饱满或膨隆，呈盘状。皮肤紧张度较高，X 射线摄影轴位压迫时组织较少，斜位、侧位压迫获取的组织较多。

2. 多乳房——副乳　是指人体除了正常的一对乳房之外出现的多余乳房，一般表现为在腋前或者腋下的肿胀或隆起，也有发生在胸部正常乳房的上下、腹部、腹股沟等部位，有些可发育为与正常乳房形态相当且包括乳头、乳晕的乳房。X 射线摄影在腋前可见腺体影，有时出现肿块影。

副乳形成的原因是人类在胚胎时期，从腋窝到腹股沟的两条线上长有 6～8 对乳腺的始基，出生前，除胸前的一对继续保留以外，其余的都退化了。如果发育异常，这些乳腺始基未能完全退化，就形成了多个乳房，又称多乳房症。副乳可表现为有乳腺组织但无乳头，既有乳腺组织发育又有乳头，无乳腺组但有乳头。

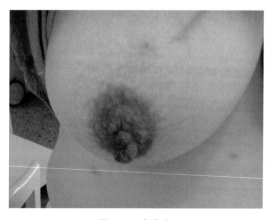

通常妊娠、哺乳期副乳会明显增大，甚至分泌乳汁。哺乳结束以后，副乳并不会随之萎缩，因而表现更为明显。

副乳内包含乳腺组织，也有发生乳腺癌的风险。

3. 多乳头　也称副乳头，由于胚胎期在乳线上形成的乳头没有正常退化，以致在乳腺上有过多的乳头（图 4-3）。

4. 无乳头　由于乳腺脊未发育或乳腺芽未形成引起的单侧或双侧乳头缺如。

5. 乳房发育不全　也称乳腺发育不良，

图 4-3　多乳头

是一种先天性疾病，主要为腺体组织缺少，但皮肤仍有光泽、有弹性。发生在单侧者常伴胸大肌发育不良或缺如；双侧者可能是发育成熟的乳腺组织对雌激素不敏感所致。

6. 乳头内返 也称乳头内陷，乳头不能突出而是向内凹陷，轻者仅表现为不同程度乳头低平或回缩，受刺激后可凸出或挤出；重者表现为乳头完全内陷于乳晕内，无法被牵出。

二、乳腺解剖结构

（一）乳腺大体解剖

乳房的大体解剖包括乳腺组织、乳房悬韧带（又称 Cooper 韧带）、皮下脂肪、乳头、乳晕和皮肤等（图 4-4）。乳腺实质分布于胸浅筋膜浅层与深层之间，包括乳腺腺管、腺体和部分纤维组织；乳腺实质周围为脂肪和纤维等结缔组织，即乳腺间质。

1. 乳房皮肤 皮肤覆盖在整个乳房表面，一般正常皮肤的厚度为 0.5 ～ 1.5mm，皮肤的厚度可因人而异。X 射线下正常皮肤厚度一般 < 2mm。

2. 乳腺腺体组织 位于皮下浅筋膜的浅层和深层之间，由乳管、乳腺小叶和脂肪组织构成。每个乳腺由 15 ～ 20 个乳腺小叶导管系统构成，每一个系统组成一个乳腺叶，每个乳腺小叶有输

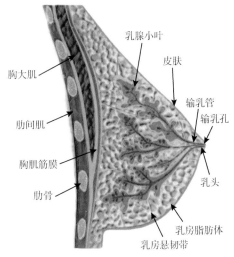

图 4-4 乳腺解剖

乳管，管径为 2 ～ 3mm，输乳管以乳头为中心呈放射状排列，在乳头的基底部呈壶腹样膨大，口径为 5 ～ 6mm，称为输乳窦。输乳窦在乳头尖端处再行变细，最后以点状开口于乳头。每支乳管自乳头开口至乳管终末各成一独立乳管系统，构成乳腺小叶。乳腺中小导管及腺泡内为单层柱状和立方上皮，若单个导管内的上皮细胞增殖形成乳头突入管腔，称为导管内乳头状瘤。尤其以大导管内乳头状瘤较为常见，其中有 6% ～ 8% 的乳头状瘤可能发生癌变。若乳腺内许多部位导管扩张囊性变及囊内上皮细胞增生突起，称为乳腺囊性疾病，乳腺囊性疾病也有癌变的倾向。

3. 乳头和乳晕 乳房中央前方突起为乳头，乳头直径为 0.8 ～ 1.5cm，其上有许多小窝，为输乳管开口。青年女性乳头多位于锁骨中线外侧 1cm，第 4 ～ 5 肋间水平之间；中年女性乳头位于第 6 肋间水平、锁骨中线外 1 ～ 2cm。乳头表面呈颗粒状，凹凸不平，正常乳头呈筒状或圆锥状，两侧对称，表面呈粉红色或棕。乳头周围色素沉着区为乳晕，直径为 3.5 ～ 4.8cm，乳晕在青春期呈玫瑰红色，妊娠期、哺乳期色素沉着加深，呈深褐色。乳房部的皮肤在腺体周围较厚，在乳头、乳晕处较薄。有时可透过皮肤见到皮下浅静脉。成年健康女性乳头到胸骨中线的距离一般为 11 ～ 13cm，两乳头的间隔大于 20cm。

乳头和乳晕无皮下组织，但有许多螺旋走行的、放射状排列的平滑肌纤维。机械刺激

收缩时可使乳晕缩小、乳头勃起、变硬，并排出大乳管和乳窦内的内容物，有利于婴儿吸乳。乳头和乳晕的乳管管壁在静止期有很多皱襞，在哺乳期其皱襞平展，断乳后逐渐复原。但乳管往往复原不全而呈弯曲状，故老年女性的大乳管常迂曲，乳晕下可触及弯曲结节，不可误认为肿瘤。

4. 乳腺悬韧带 皮下浅筋膜的浅层不仅形成乳腺的包囊，而且还伸向乳腺组织内形成小叶间隔，间隔的一端连胸肌筋膜，另一端连于皮肤，对乳腺组织和脂肪组织起支持作用，并保持一定的弹性和硬度。这些纤维间隔即乳腺悬韧带。乳腺悬韧带在乳腺的上部发育较好，它使乳腺既在皮下有一定的活动度，在直立位时又不致明显下垂。当癌肿侵犯乳腺时，此韧带不能随病变组织增大而延长，反而相应地出现缩短，致使牵引肿瘤表面的皮肤凹陷，在临床上出现"酒窝征"。

5. 乳腺皮下脂肪 皮下脂肪层介于皮肤与浅筋膜浅层之间，一般平均宽度约 1cm，此层宽度随年龄及胖瘦而异。

在乳腺腺体的后面，即浅筋膜深层与胸大肌筋膜之间，组织疏松呈空隙状，称为乳腺后间隙，有时亦称为乳腺下滑囊。其内含疏松结缔组织、脂肪和淋巴管，淋巴管收纳乳房深部的淋巴，乳腺癌时可自此向深部转移。乳腺皮下脂肪可使乳腺在胸前有一定的活动度，当癌组织累及胸肌筋膜，则查体时乳腺不能活动。

（二）乳腺的神经分布

乳腺上部皮肤的感觉来源于颈丛的第 3、4 支支配，下部的皮肤感觉来自于肋间神经。肋间神经皮肤侧支的内侧支在胸骨旁伴随血管穿出胸大肌，支配乳腺内侧皮肤，其外侧支在腋前线前锯肌的部位穿出，支配乳腺外侧皮肤。第 2 肋间神经的皮肤侧支不再分成内、外侧支，该神经的皮肤侧支最粗大，在腋窝与臂内侧皮神经和第 3 肋间神经的皮肤侧支的外侧支组成肋间臂神经，横过腋窝，越过背阔肌的白色肌腱而进入上臂内侧。

（三）乳腺的血液供应

1. 动脉 乳腺的血供主要来自乳内动脉的第 1～4 穿支和腋动脉的分支。乳内动脉在胸骨旁相应的肋间发出分支，穿过胸大肌到乳腺内侧缘。乳腺外侧部的动脉供应则主要来自腋动脉的分支，自内至外依次为：①胸最大动脉，沿胸小肌内上缘下行进入乳腺；②胸肩峰动脉分支，从胸肩峰动脉干发出，进入胸大肌、胸小肌之间下行到达乳腺深面；③胸外侧动脉，又称外乳动脉、胸壁侧动脉，发自腋动脉，分布于胸廓外侧肌群，供应乳腺外侧部；④肩胛下动脉，是腋动脉的最大分支，在肩胛下肌的外侧缘发出，走向后下方分支为胸背动脉，营养背阔肌和前锯肌。胸背动脉对乳腺的血供并不重要，但在它的径路上分布着腋窝淋巴结的中央群和肩胛群淋巴结。

2. 静脉 乳腺的静脉回流对乳腺癌的转移有重要作用。乳腺静脉分为浅、深两组，浅组的皮下静脉位于浅筋膜浅层，分横走型和纵走型两种。横走型的静脉向胸骨旁走行，在中线吻合，在胸骨旁则穿过胸肌，注入乳内静脉；纵走型的静脉多向锁骨上窝走行，注入颈下部的浅静脉，而后注入颈前静脉；浅静脉在皮下形成浅静脉网，在乳晕部围绕乳头组成乳晕静脉环（Haller 环）。乳腺深静脉的流向有 3 条途径：①乳内静脉的穿支是引流乳腺的最大静脉；②贵要静脉与肱静脉合成腋静脉再接受乳腺各分支；③乳腺的静脉直接注入肋间静脉，而后注入奇静脉，瘤栓可由此 3 条途径经上腔静脉进入肺脏，发生肺转移。另外，肋间静脉与椎静脉相通。

（四）乳腺的淋巴引流

乳腺内有丰富的淋巴管，并互相吻合成丛，乳腺的淋巴系统由皮肤和乳腺小叶间的毛细淋巴管网及淋巴管丛组成。淋巴系统是乳腺癌转移的主要渠道之一。

1. 乳腺浅组淋巴管　乳腺的表皮内无淋巴管，乳腺浅组淋巴管亦称乳房真皮下淋巴管，包括浅、深两层淋巴管网。浅层淋巴管网位于真皮的乳头下层，该网较为密集，网眼小，毛细淋巴管较细、管腔内无瓣膜，最终注入深层的毛细淋巴管网；深层淋巴管网的毛细淋巴管较粗而稀疏，网眼大，管腔内开始出现瓣膜，并向乳头方向集中，由深层淋巴管网发出的淋巴管在皮下组织的浅侧吻合成丛，称为乳晕下淋巴管丛。由此，淋巴管丛发出带有瓣膜的集合淋巴管，沿乳腺血管注向乳腺所属的局部淋巴结。

2. 乳腺深组淋巴结　亦称乳腺实质淋巴结，一般认为乳腺小叶内不存在毛细淋巴管，乳腺淋巴管在间质形成毛细淋巴管网，自该网发出淋巴管向外表和乳腺底部流注，注向乳腺前面的淋巴管，一般沿乳腺管走行，汇入乳腺皮下淋巴管丛。走向乳腺深部的毛细淋巴管较粗，淋巴管网眼较大，分布也较稀疏。乳腺实质的淋巴管分布和引流方向主要伴随营养乳腺的动脉血管而走行。

3. 淋巴流向　乳腺的浅、深两组淋巴引流方向大致相同。大部分淋巴（75%）向外侧引流至腋淋巴结，少部分（乳腺内侧和上方的淋巴管）引流至胸骨旁淋巴结、锁骨上淋巴结、膈下淋巴结等局部淋巴结。此外，一侧乳腺的淋巴管虽偶可跨越中线达对侧乳腺或穿越上腹壁达腹腔径路，但实际上乳腺癌循此路径转移并不多见。

（五）腋区

腋区位于胸廓上部与臂上部之间，当上肢外展时，腋区呈浅窝状，称为腋窝。腋区皮肤和浅筋膜的深部为一尖朝向内上方的四菱锥体形腔隙，称为腋腔，由胸廓及臂部的肌肉围成，内充以疏松结缔组织、淋巴结等，是颈部与上肢血管神经的通路。腋腔内包括腋动脉、腋静脉、臂丛神经及其分支、腋淋巴结。

腋淋巴结有 20 ～ 30 个，可分为 5 群：外侧群、前群（乳腺癌时首先侵及此群）、后群、中央群、腋尖群。

腋下淋巴结是乳腺恶性肿瘤最好转移的部位，常表现为淋巴结体积增大、融合。此外还见于淋巴结炎性反应、淋巴结结核等良性疾病。腋下副乳增生及副乳内病变有时也表现为腋下肿物。

三、妇女各期乳腺的组织变化

乳腺于青春期开始发育，随着年龄和生理状况的变化，其结构也发生改变。一般主要受垂体前叶激素、肾上腺皮质激素和性激素的影响。在卵巢卵泡刺激素和促肾上腺皮质激素的作用下，卵巢和肾上腺皮质均分泌雌激素，促使乳房发育和生长。在妊娠和哺乳期，由于胎盘分泌大量的雌激素和脑垂体分泌生乳素的影响，乳腺明显增生，腺管延长，腺泡分泌乳汁，称活动期乳腺。妊娠期在雌激素和孕激素的作用下，乳腺的小导管和腺泡迅速增生，腺泡增大，上皮为单层柱状或立方细胞，结缔组织和脂肪组织相应减少。妊娠后期在垂体分泌的催乳激素的影响下，腺泡开始分泌。哺乳期乳腺结构与妊娠期乳腺结构相似，但腺体发育更好，腺泡腔增大。断乳后，催乳激素水平下降，乳腺停止分泌，腺组织逐渐萎缩，结缔组织和脂肪组织增多，乳腺又转入静止期。绝经后，体内雌激素及孕激素水平下降，乳腺组织萎缩、退化，脂肪也相应减少。

在月经周期的不同阶段，乳腺的生理状态也在各种激素的影响下呈现增生、退化、复旧等反复循环的周期性变化。增殖期即月经周期第 5 ~ 14 天，血液中雌激素水平逐渐升高，乳腺导管及脂肪纤维组织逐渐增生，感觉乳房肿胀；分泌期即月经周期第 15 ~ 28 天，此期开始于卵巢排卵后，雌激素水平有所降低，而成熟卵泡排卵后生成黄体，黄体分泌使血液中孕激素水平迅速达到高峰，促使乳腺腺体增生、组织增厚，如为受孕，黄体停止分泌孕激素，导致雌激素、孕激素降至最低水平，乳腺组织也会因失去激素支持而出现组织水肿，导管和腺泡内液体潴留，出现乳房胀痛、增厚、变硬等。月经期一般历时 4 ~ 5 天，血液中孕激素和雌激素水平最低，乳腺组织肿胀逐渐消退。

不同生理因素对乳腺影像学表现的影响如下。

1. 年龄因素 青春期乳房因含有丰富的腺体组织和结缔组织，脂肪组织较少，缺乏对比，X 射线摄影显示乳腺整体密度偏高。随着年龄的增长，皮下脂肪层逐渐增厚，脂肪岛也可略增多，妊娠、哺乳以后，乳腺结构发生变化。妇女在妊娠哺乳期或绝经期前后，腺体及纤维组织发生退化、萎缩，其渐被脂肪组织替代，此时乳房的大部或全部为透亮的脂肪组织成分，在此透亮的背景上可以清楚地见到残留的结缔组织和乳导管及血管阴影。终生未育的妇女，由于腺体及纤维组织退化、萎缩，以及脂肪组织置换的正常演化过程不完全，因此在 X 射线片上可见到粟粒至绿豆大小的、边缘模糊不清的斑点状致密阴影，其局限于乳晕下方或外上方，或较弥漫地分布于乳房的大部。

2. 月经周期 在临床症状、体征及组织学方面，乳腺可能随着妇女的月经周期而有所变化，月经来潮前，乳房体积可因乳房内水分潴留而有所增大，但月经前后乳腺内脂肪组织与纤维腺体组织之间的组成比例多无明显改变。女性乳腺 X 射线摄影检查应选择乳腺组织复旧或再次增生的初期，即月经后 7 ~ 10 天。在月经分泌期可因乳腺组织含水量增加而出现实质密度增高，降低自然对比，同样此期触诊时也可能不能清晰触及肿块。

3. 妊娠和哺乳 从妊娠的第 5、6 周开始，乳房开始逐渐增大，密度增高，是由于乳管及上皮细胞高度增生所致。在 X 射线上，高度致密的腺体组织逐渐占据整个乳房，透亮的脂肪岛日益减少，甚至完全消失，皮下脂肪层亦趋变薄，乳腺小梁已不能被辨认，或仅见少许增粗而边缘模糊的乳腺小梁阴影。

哺乳期乳腺仍然比较致密，透亮区可逐渐出现，特别是在哺乳期末可以见到乳腺结构比较稀松，可辨认出乳腺小梁阴影。此外，在哺乳期中因乳管明显扩张，储存乳汁，X 射线影像上即可见到粗大的主乳管及分支乳管，有时呈竹节状外形。

对于上述妊娠及哺乳期的 X 射线变化，多产妇不如初产妇或少产妇明显，并且变化的开始时间也比初产妇要晚。妊娠期不宜进行 X 射线摄影检查。

四、隆 胸 整 形

隆胸整形常用的方法有以下三种。

1. 假体隆胸　利用优质硅凝胶假体经腋下或乳晕切口，植入胸大肌下，达到丰胸隆乳的目的。此类填充物支撑性能好，柔和自然，适合于乳房扁平下垂者。此类乳腺 X 射线影像可以观察到植入物呈完整圆形或椭圆形的、密度一致的团块影。

2. 自体脂肪隆胸　手术将隆胸者本身腰、腹、臀、腿等部位的多余脂肪用细针吸出，活化分离成纯净的脂肪颗粒，通过微型管均匀注射入隆乳区使之成活。脂肪组织坏死、钙化后，X 射线影像上可以观察到散在、不规则的小点片状高密度影。

3. 注射隆胸　使用可注射的可溶性液态物品作为生物隆胸材料，在腋下及乳晕切口处注入乳腺腺体与胸大肌之间，并进行塑形。此类乳房在 X 射线影像上可以观察到多发、大小不等的高密度阴影。

五、影响乳腺组织密度的因素

乳腺组织的密度与脂肪和腺体组织的比例关系密切，影响乳腺密度的主要因素有以下几种。

1. 体重　乳腺密度随体重的增加而减少。

2. 年龄　乳腺密度随年龄的增长而减少。

3. 服用激素史　长期服用雌激素的患者，其乳腺密度较高。

4. 乳腺增生史（乳腺纤维囊性改变）　有乳腺增生史的患者，其乳腺密度较高。

5. 导致两侧乳腺密度不对称的主要因素　图像质量、腺体重叠、先天变异、病理因素等。

第二节　胸廓形态与乳腺的位置

一、胸 廓 形 态

胸廓呈上窄下宽的锥形，上口狭小向前下方倾斜，下口宽阔，其横径大于前后径，整体形似鸟笼状，是由 12 对肋骨、1 块胸骨和 12 块胸椎借关节、韧带连接而成的胸部骨质支架。与乳腺相邻的肌肉主要有胸大肌、前锯肌、腹直肌、腹外斜肌。胸大肌位于胸前皮下，为扇形扁肌，其范围大，乳房大部分位于其上。

胸廓的前后径是指从胸骨到胸椎椎体的距离。胸廓的左右径是指从胸廓左侧到右侧的距离，和前后径是垂直关系。正常人胸廓前后径与横径的比例约为 1：1.5。

与乳腺 X 射线摄影相关的主要胸部标志线如下。

1. 前正中线　沿身体前面中线所作的垂线。

2. 锁骨中线　通过锁骨中点所作的垂线。

3. 腋前线　沿腋窝前缘（腋前襞）向下所作的垂线。

4. 腋中线　沿腋窝中点向下所作的垂线。

5. 腋后线　沿腋窝后缘（腋后襞）向下所作的垂线。

6. 胸骨线　沿胸骨最宽处的外侧缘所作的垂线。

7. 胸骨旁线　经胸骨线和锁骨中线之间连线的中点所作的垂线。

二、乳腺的位置

女性乳房位于胸部前方，一般呈圆锥形、圆形或半球形，直径为 10 ～ 12cm，压迫厚度 5 ～ 7cm，其位置、大小和形态与年龄、体型及乳房发育程度有关。乳房内侧 2/3 位于胸大肌前，外侧 1/3 超过胸大肌下缘，位于前锯肌、腹外斜肌及腹直肌前鞘的表面，上缘达到第 2 肋水平，下缘到第 6 肋水平，内界为胸骨缘，外界达腋前线。乳房肥大时可达腋中线，乳房外上极狭长的部分形成乳房腋尾部伸向腋窝，当其内有小叶增生或纤维腺瘤时应与腋窝的肿大淋巴结相鉴别。

第三节　数字乳腺 X 射线摄影分型

正常成年妇女乳腺多呈半球形或为轻度下垂的圆锥形，两侧基本对称，受种族、遗传、发育、营养、哺乳等因素影响，其大小、形态可有较大差异。哺乳后有一定程度的下垂或略扁平。老年妇女的乳房常萎缩下垂且较松软。乳腺的形态、厚度及大小等对乳腺 X 射线摄影检查有特殊意义，以 X 射线摄影为目的，可以对乳腺进行分型。

一、乳房体积分型法

乳房的大小因人而异，测量乳房的体积可以参考以下方法。首先做 3 项胸围测量：胸围Ⅰ（经腋下）、胸围Ⅱ（经乳头点）、胸围Ⅲ（经下皱襞）。

乳房体积 = 250 + 50× 胸围差（胸围Ⅱ−胸围Ⅰ）+ 20× 超重体重。

根据乳房的大小，可以分为 4 种类型（图 4-5）。

1. 瘦小型　胸围Ⅱ（cm）÷ 身高（cm）≤ 0.49。此类乳房个体较小，腺体组织较多的，皮肤紧张，轴位可压迫范围较少；腺体组织较少的，皮肤松弛，乳头凹陷。

2. 普通型　0.49 <胸围Ⅱ（cm）÷ 身高（cm）≤ 0.53。

3. 丰满型　0.53 <胸围Ⅱ（cm）÷ 身高（cm）≤ 0.55。

4. 较大型　胸围Ⅱ（cm）÷ 身高（cm）> 0.55。饱满巨大、松弛下垂。

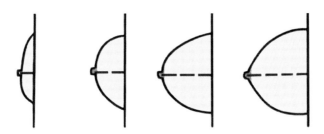

图 4-5　乳房体积分型依次为瘦小型、普通型、丰满型、较大型乳房

二、乳房形态分型法

乳房形态分型时需注意以下 3 个概念。

1. 乳房角度　是指乳房矢状面上乳头顶点至乳房基底部与乳头至乳房胸壁连接处所形成的夹角。该角度对于不同形态的乳房有所不同，半球形乳房呈直角，圆锥形乳房呈锐角，圆盘形乳房呈钝角。

2. 乳轴高度　指成年女性乳房基底面到乳头的高度。

3. 乳房下垂　乳房下皱襞指乳房下缘和躯干表面相交之处皮肤的皱褶。人直立时，这条反折线可作为乳房是否下垂的坐标。尽管胸壁和乳房有折叠，但只要乳头的水平位置在乳房下皱襞之上就是正常的，不能算作乳房下垂。若乳头恰在乳房反折线水平，为Ⅰ度乳房下垂；乳头位置低于乳房反折线水平，为Ⅱ度乳房下垂；乳头位于乳房的最低处，为Ⅲ度乳房下垂（图 4-6）。

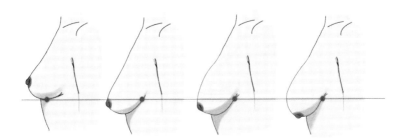

图 4-6　乳房形态依次为正常及Ⅰ度、Ⅱ度、Ⅲ度乳房下垂

（一）侧面观乳房外形分型

以解剖学姿势侧面观察乳房，按照乳房外在形状分为碗型或圆盘型、半球型、圆锥型、下倾型、悬垂型 5 种（图 4-7）。

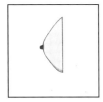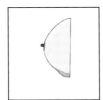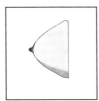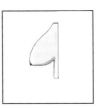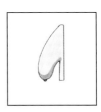

图 4-7　乳房外形依次为碗型或圆盘型、半球型、圆锥型、下倾型、悬垂型

1. 碗型或圆盘型　乳轴高度为 2 ～ 3cm，小于乳房基底直径的 1/2。属于比较平坦的乳房。乳房角度呈钝角。

2. 半球型　乳轴高度为 3 ～ 5cm，约为乳房基底直径的 1/2。乳房角度呈直角。

3. 圆锥型　乳轴高度为 6cm 以上，大于乳房基底直径的 1/2。乳房角度呈直角，乳房张力大，弹性好，乳轴与胸壁几乎呈 90°。

4. 下倾型　乳轴稍向下，柔软且富于弹性。乳房角度呈锐角。

5. 悬垂型　乳轴显著向下，松软而弹性较差。

乳房的健美标准包括乳房形态、乳房皮肤质地及乳头形态等多方面因素。

（二）乳头位置分类法

青年女性乳头多位于锁骨中线外侧 1cm，第 4 ～ 5 肋间水平；中年女性乳头位于第 6 肋间水平、锁骨中线外侧 1 ～ 2cm。

乳房内侧半径为乳头到乳房内侧基底部边缘的距离；乳房外侧半径为乳头到乳房外侧基底部边缘的距离。

乳头至下皱襞体表距离一般为 5 ～ 7cm。

按照乳头位置分为乳头上翘型、乳头前凸型、乳头下垂型、乳头凹陷型、乳头偏内型、乳头偏外型 6 种（图 4-8）。

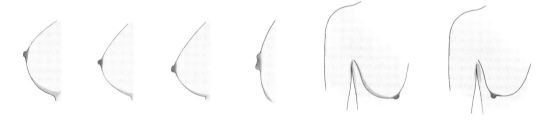

图 4-8　乳头位置依次为乳头上翘型、乳头前凸型、乳头下垂型、乳头凹陷型、乳头偏内型、乳头偏外型

1. 乳头上翘型　站立位正面观，乳头位于乳房上半部，乳房上方皮肤紧张度较高，使乳头上翘。乳头至下皱襞体表距离较大。

2. 乳头前凸型　站立位正面观，乳头位于乳房中央，乳房上、下方皮肤紧张度相当，乳头居中前凸。

3. 乳头下垂型　站立位正面观，乳头位于乳房下方，乳房上方皮肤较松弛，可移动部分较多，乳头随乳房下垂。乳头至下皱襞体表距离较小。

4. 乳头凹陷型　站立位正面观，乳头凹陷，不能突出于乳房整体轮廓，有生理性和病理性之分。

5. 乳头偏内型　站立位正面观，乳头位于锁骨中线内侧，距离大于 1cm。乳房内侧组织较少，乳房内侧半径较小。

6. 乳头偏外型　站立位正面观，乳头位于锁骨中线外侧，距离大于 2cm。乳房外侧组织较少，乳房内侧半径较大。

第四节 乳腺 X 射线影像学表现

乳腺除乳头、皮肤外，其主要由乳腺导管、腺体及间质三部分组成。三者的组成比例随年龄、经产情况、乳房发育、月经周期、妊娠、哺乳等多种因素的影响而有所不同。采用不同程度的灰阶反映人体组织的厚度与密度，即 X 射线影像密度。影像密度分为高密度（钙化）、中等密度（肌肉、腺泡、导管、纤维组织等）和低密度（脂肪、空气）。密度较高在 X 射线片上呈现白影，描述为致密；密度减低为黑影，可描述为透明或透亮。

正常乳腺的 X 射线影像学表现只是相对而言，指大多数妇女所具有的影像学表现，主要由 4 种影像学表现组成：结节状致密影、线状致密影、均匀无结构致密影和透亮区影。X 射线摄影片上乳腺的解剖结构从浅到深依次为皮肤、皮下脂肪层（包绕乳腺组织并将乳腺与皮肤分隔的脂肪层）、乳腺组织及固定乳腺和皮肤组织的叶间纤维间隔，用于分隔乳腺和胸肌筋膜的乳腺后脂肪组织，以及位于深筋膜下的脂肪和胸肌。

一、乳腺的 X 射线分区及定位

为了明确病变在乳腺的位置，通过分区定位来描述乳腺中可疑病变区域或团块位置。一般有以下两种方法。

1. 四象限定位法 以乳头为中心，在人体冠状面上做垂直、水平两条直线，将乳腺分为外上象限、内上象限、内下象限、外下象限及中央区五区（图 4-9）。

2. 时钟定位法 将乳腺表面视作一个时钟平面，以每一侧乳腺时钟表示的钟点数描述乳腺病变位置，注意区分左、右侧。如右侧乳腺 3 点的位置在左侧描述为 9 点。

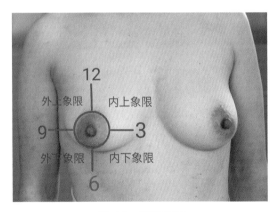

图 4-9 乳腺分区

二、乳腺的 X 射线影像学表现

标准的乳腺 X 射线图像包括乳头、皮肤、乳腺导管、腺体及间质等，在 X 射线片上乳房呈圆锥形坐落在胸壁上，尖端为乳头（图 4-10）。

1. 乳头 位于乳房的顶端和乳晕的中央。乳头的大小随年龄、乳房发育及经产情况而异。年轻、乳房发育良好及未生育者，乳头较小。乳头因受平滑肌控制，在 X 射线片上可能呈勃起状态、扁平型或稍有内陷。乳头阴影应是均匀一致的中等密度影，两侧大小相等，在顶端因有乳导管的开口，可显示轮廓不整齐或有小的切迹。

2. 乳晕 呈盘状，位于乳头四周，其大小亦随年龄、乳房发育及生产情况而异。在斜位 X 射线片上乳晕区的皮肤厚度为 0.1 ～ 0.5cm，比乳房其他部分的皮肤稍厚，而与乳房

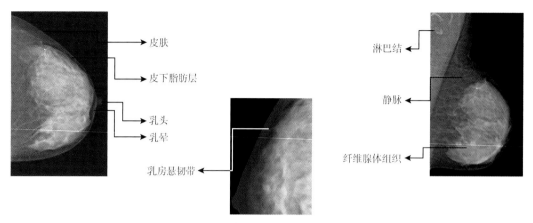

图 4-10　乳腺基本结构的 X 射线影像

下方反褶处的皮肤厚度大致相同或略厚。但在组织学上，它们之间的厚度是一致的，这可能与 X 射线投影时非真正切线位（tangential position，TAN 位）有关。乳晕区的增厚可能是渐增性的或突然增厚。

3. 皮肤　皮肤覆盖在整个乳房表面，在 X 射线片上皮肤呈厚度为 0.5～1.5mm 的线样阴影，厚度均匀一致，但在下后方邻近胸壁反褶处的皮肤可能略厚于其他处。

4. 皮下脂肪层　介于皮肤与浅筋膜浅层之间。在 X 射线片上，皮下脂肪层因含有丰富脂肪，表现为平均宽度约 1cm 的高度透亮阴影，其中可有少许纤细而密度较淡的线样阴影，交织呈网状，为脂肪组织间的纤维间隔和小血管影。

5. 乳房悬韧带　在发育较好时可见其位于皮下脂肪与乳腺实质交界区域，在 X 射线片上表现为狭长的三角形或纤细的线条影，尖指向乳头方向，基底在浅筋膜的浅层上。上半部乳房的悬韧带向前下方走行，下部乳房的悬韧带则向前上走行，正位片上外侧悬韧带向前内方向走行，内侧悬韧带则向前外走行。

6. 浅筋膜浅层　组织学上，整个乳腺组织被包裹在浅筋膜浅层和深层之间。部分 X 射线片上，皮下脂肪层与乳腺组织之间可见到一连续而纤细的线样阴影，即为浅筋膜浅层，有时呈锯齿状，齿尖部即为乳房悬韧带附着处。

7. 乳导管　正常人有 15～20 支乳导管，开口于乳头，以放射状向乳腺深部走行，最后终止于腺泡。在 X 射线片上，有时仅能见到大导管阴影，它起自乳头下方，呈 3～5 条线样阴影，放射状向乳腺深部走行，2～3cm 后因分支逐渐变细、消失；亦可能表现为均匀密度的扇形阴影而无法辨认出各支导管阴影。

8. 腺体　乳腺腺体由许多乳腺小叶及其周围纤维组织间质组成，在 X 射线片上表现为片状致密阴影，其边缘多较模糊。

9. 乳后脂肪线　在 X 射线片中，乳后脂肪线显示率较低，表现为乳腺组织和胸壁之间的、与胸壁平行的透亮线状阴影。

10. 血管　乳腺动脉在 X 射线片上一般不显影，显影的血管多为静脉，当动脉血管壁钙化时可间接显示。在乳腺上部的皮下脂肪层中多能见到微细的网状静脉阴影。

11. 腋下淋巴结　正常淋巴结应小于 2cm，呈环形、圆形或椭圆形、肾形、不规则形，中空或者半空，也可为实性。

三、乳腺 X 射线影像学分型

乳腺 X 射线分型方法较多，近几年，国外在乳腺普查中普遍使用美国放射学会（ACR）制定的乳腺报告系统正常 X 射线分型，即 BI-RADS 分型（乳腺影像报告和数据系统）。我国也有不少医院开始使用 BI-RADS 分型。

a 型：脂肪型，乳腺组织几乎完全被脂肪组织所替代。

b 型：散在纤维腺体型，乳腺组织内有散在的纤维腺体。

c 型：不均匀致密型，乳腺组织呈密度不均匀增高，有可能遮蔽小肿块。

d 型：极度致密型，乳腺组织非常致密，会降低乳腺 X 射线检查的敏感性。

四、乳腺基本病变的 X 射线表现

（一）乳腺肿块

乳腺肿块是指呈现在两个不同的摄影体位上（三维）的占位性病变，有良性及恶性之分。对于肿块型病变的分析应包括以下征象。

1. 大小　肿物大小对良、恶性的鉴别并无太大意义，但如果临床触诊时扪及的肿块大于 X 射线片上显示的肿块大小，则恶性可能性大，这是因为临床测量时常将肿块周围的浸润、纤维组织增生、肿瘤周围的水肿及皮肤等组织都包含在肿物大小内。

2. 形状　肿块的形状可分为圆形、卵圆形、分叶状（图 4-11）及不规则形，按照此顺序，良性病变的可能性依次递减，而癌的可能性依次递增。

3. 边缘　边缘特征可分为边缘清晰、边缘模糊及边缘毛刺（图 4-12）。肿块边缘清晰、锐利、光滑者多属良性病变；而小分叶、边缘模糊及边缘毛刺多为癌的征象。边缘模糊应注意是否为正常组织重叠所致，少数乳腺纤维瘤及囊肿因周围感染亦可边缘模糊。

4. 密度　与周围或对侧相同容积正常乳腺组织密度进行比较，将病变组织密度分为高

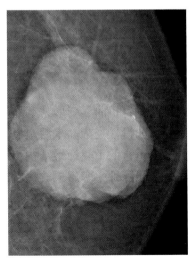 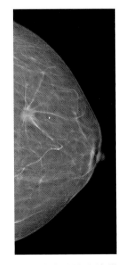

图 4-11　乳腺肿块呈分叶状　　　图 4-12　乳腺肿块边缘带毛刺

密度、等密度、低密度和含脂混合密度。一般来说，良性肿块的密度多与正常腺体密度相近，为等密度或低密度；而恶性病变的密度多较致密，但极少数乳腺癌亦可呈低密度，含脂混合密度肿块仅见于良性病变，如错构瘤、脂肪瘤和含脂囊肿等。

（二）乳腺钙化

乳腺良、恶性病变均可出现钙化。钙化主要是组织中钙盐的沉积物，主要由导管内坏死的碎片形成干酪样物质，光谱分析证实为氢氧磷灰石的钙盐。一般来说，良性病变的钙化多较粗大，可呈颗粒爆米花状、条状、蛋壳状、新月形或环形的密度较高的致密阴影，比较分散（图 4-13）；而恶性病变的钙化多呈细小沙粒状、线样或线样分支状的密度较高的致密阴影，分布上常密集成簇，粗细不均，浓淡不一，钙化可位于肿块内或肿块外（图 4-14）。钙化的大小、形态和分布是鉴别良、恶性病变的一个重要依据。大多数临床隐性乳腺癌亦多依据钙化做出诊断。依据美国放射学会提出的 BI-RADS 分型标准，将乳腺钙化表现类型分为典型良性、疑似恶性两类。

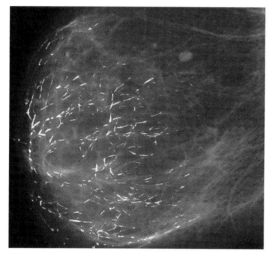
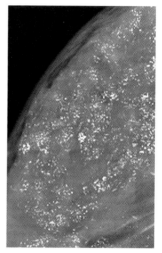

图 4-13　良性乳腺钙化　　　　　图 4-14　恶性乳腺钙化

（三）乳腺腺体结构扭曲

乳腺腺体结构表现为乳腺实质与脂肪之间界面发生扭曲、变形、紊乱（图 4-15），但无明显肿块，可见于乳腺癌，也可见于良性病变，如慢性炎症、术后瘢痕、近期曾行活检或放疗后瘢痕等，应注意鉴别。此征象易与乳腺内正常的重叠纤维结构相混淆，需在两个投照体位上均显示时方能判定。对于结构扭曲，如能除外手术后或放疗后改变，应建议活检以排除乳腺癌。

（四）乳腺腺体局限性不对称致密

与患者之前 X 射线片比较发现新出现的局限致密区，或双乳对比显示有不对称局限致密区（图 4-16），特别当此致密区呈进行性发展时，应考虑有浸润性癌的可能性，需进行活检。

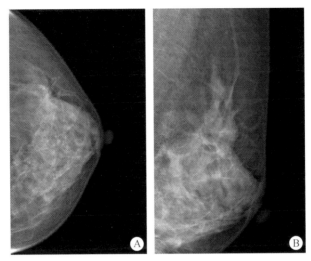

图 4-15 乳腺腺体结构扭曲

A. CC 位乳腺腺体结构扭曲；B. MLO 位乳腺腺体结构扭曲

（五）导管征

导管征表现为乳头后一支或数支乳导管增粗、密度增高、边缘粗糙（图 4-17）。其可见于乳腺恶性病变，也可出现在部分良性病变中。

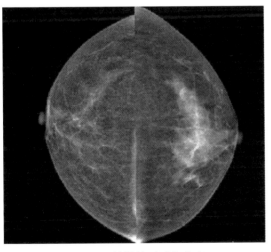

图 4-16 局限性不对称致密

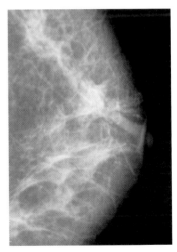

图 4-17 导管征

（六）晕圈征

肿块周围一圈薄的透亮带，有时仅显示一部分，因肿块推压周围脂肪组织而形成。常见于良性病变，如囊肿性病变或纤维腺瘤，但有时也可见于恶性肿瘤。

（七）局限性皮肤增厚、回缩

局限性皮肤增厚、回缩多见于恶性肿瘤，由于肿瘤经浅筋膜浅层及皮下脂肪层而直接侵犯皮肤，或由于血供增加、静脉瘀血及淋巴回流障碍等因素造成皮肤局限性增厚并可向肿瘤方向回缩，即酒窝征（图 4-18）。也可见于手术后瘢痕形成。

（八）乳头内陷

中央区乳头后方的癌瘤与乳头有浸润时，可导致乳头内陷，即漏斗征（图 4-19），也可见于先天性乳头发育不良者。判断乳头是否有内陷，必须有标准的头尾位或侧位片，即乳头应处于切线位。

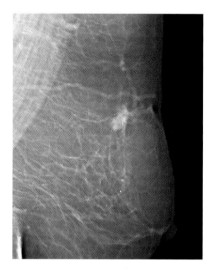 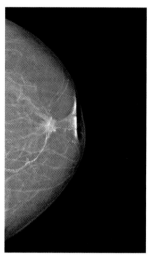

图 4-18　局限性皮肤增厚、凹陷　　　　图 4-19　乳头内陷

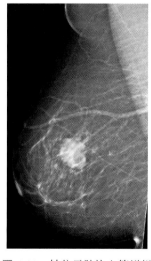

图 4-20　轴位示肿块血管增粗

（九）血管增粗、迂曲

乳房血管增粗、迂曲多见于恶性肿瘤。由于血供增加，可在乳腺内出现增多、增粗、迂曲的异常引流血管（图 4-20）。

（十）腋下淋巴结肿大

病理性肿大的淋巴结一般呈圆形或不规则形，密度增高（图 4-21），低密度的淋巴结门结构消失、实变。淋巴结肿大可为癌瘤转移所致，也可为炎症所致。

（十一）乳腺导管改变

乳腺导管造影可显示乳导管异常改变，包括导管扩张、截断、充盈缺损（图 4-22）、受压移位、走行僵直、破坏、分支减少及排列紊乱等。

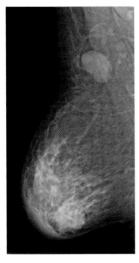 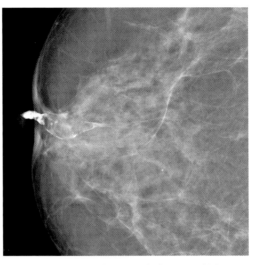

图 4-21 腋下淋巴结肿大　　　图 4-22 乳导管扩张、截断、充盈缺损

第五章　数字乳腺 X 射线摄影体位设计

第一节　数字乳腺 X 射线摄影特点

数字乳腺 X 射线摄影（digital mammography，DM）系指利用数字乳腺 X 射线机对乳腺直接进行数字化 X 射线摄影检查的一种技术。它是在具有图像处理功能的计算机控制下，采用平板探测器把 X 射线影像信息转化为数字信号的技术。该技术具有曝光宽容度较大、摄影动态范围宽、对比分辨力高等特点。图像对比度及钙化显示优于传统的屏 - 胶系统，而辐射剂量却低于传统屏 - 胶系统。

一、数字乳腺 X 射线摄影技术优势

（1）平板探测器代替屏 - 胶系统和 IP，可以直接成像，速度快，影像链中产生的噪声和伪影概率小，生成的图像具有高信噪比和高对比分辨力。

（2）平板探测器模拟电离室，实现了自动曝光控制。自适应 AEC 应用与全自动曝光模式的应用使图像质量明显提高，辐射剂量下降。

（3）平板探测器的密度分辨力高，适合于阳极靶面钨等产生的质地稍硬的 X 射线，能够得到更多的信息。

（4）钼和钨两种阳极材料结合钼、铑两种滤过材料，可给出三种不同的阳极 / 滤过组合（钼 / 钼、钼 / 铑、钨 / 铑），可产生高能光谱以穿透高密度的乳房组织，满足所有类型的乳腺摄影要求。尤其对致密型乳腺组织、肿瘤等病变组织，钨靶 X 射线能量较钼靶稍高，穿透能力增强，信噪比高，平均腺体剂量低，能产生较好的影像质量。

（5）准直器根据照射野尺寸自动定位，照射野取决于所采用的压迫板，适应不同大小的乳腺。选择运用合适的压迫板，进而得到大小适当的照射野可以帮助提高图像质量。

（6）不同的设备有不同的放大比例，一般有 1.5 倍、1.8 倍两种几何放大比例，其与电子放大是有区别的。

（7）人工智能（AI）逐步应用于检查操作、影像诊断与质控。

（8）DBT、CEM 新技术拓展了乳腺 X 射线检查方法。

（9）具备 DICOM 图像存储、传输、打印功能，可进行图像后处理。

二、数字乳腺 X 射线摄影临床应用优势

（1）受检者受照射剂量小。

（2）时间分辨力明显提高，在曝光几秒内即可显示图像，可进行图像后处理，根据情况调节亮度，对兴趣区进行放大观察等，提高了图像的对比度和清晰度；有助于减少因技术不当、图像不满意或需局部放大而导致的重复 X 射线摄片。

（3）图像数据可存储、传输，有助于远程会诊。

（4）操作快捷方便，省时省力，可提高工作效率。

（5）数字乳腺 X 射线摄影图像清晰，对于致密型乳腺、50 岁以下及绝经前的女性，诊断准确性更优于传统屏 - 胶系统。

（6）DBT、CEM 广泛应用于临床，拓展了疾病检查范围。

数字乳腺 X 射线摄影检查有助于对乳腺良、恶性病变的诊断与鉴别，比较全面准确地反映出整个乳房的结构，并在很短时间内获得可长久保留的影像。这种影像便于反复观察和比较，不论是作为乳腺癌大规模普查手段，还是作为诊断和复查手段都有不可替代的价值。

第二节　数字乳腺 X 射线摄影的基本要求

一、数字乳腺 X 射线摄影的适应证

（一）数字乳腺 X 射线摄影的适应证

（1）正常人群乳腺癌筛查。

（2）有乳腺癌高危因素的女性，如有家族乳腺癌病史、既往乳腺癌史、良性肿瘤及活检史。

（3）临床体检发现乳房肿块、乳头溢液的女性，进一步明确诊断。

（4）用于乳腺良性病变和恶性肿瘤的鉴别。

（5）乳腺癌受检者放、化疗后的病情随访，疗效观察，并可对健侧乳房进行定期监测。

（6）乳腺癌受检者术后，不论是保乳手术还是单侧乳房切除术，均需要每年进行 1 次乳腺 X 射线检查。

（7）40 岁以上女性，尤其未生育及高龄生育者、绝经年龄超过 55 岁的女性可适当提前检查。

需要注意的是，数字乳腺 X 射线摄影检查适合的时间为月经结束后 7 ~ 10 天，这段时间有利于病灶观察，减少假阳性，减轻压迫疼痛，其他时间段受检者可根据自身情况在临床医生指导下随时按需进行检查。

（二）不宜行数字乳腺 X 射线摄影检查的情况

（1）乳腺急性炎症期、乳腺术后或外伤后伤口未愈合的受检者不宜做此检查。

（2）哺乳期女性不宜做此检查，如果需要检查，则最好停止哺乳，等乳汁分泌量减少

后再进行，并在检查前用吸奶器吸空乳汁。

（3）巨大肿瘤难以压迫、恶性肿瘤皮肤破溃面积较大者应进行评估。

（4）妊娠女性不宜做此项检查。

（5）青春期女性不宜做此项检查。

二、数字乳腺 X 射线摄影环境要求

乳腺 X 射线摄影检查时，受检者往往带有种种不安，如对病情不安、对检查方式不安等。检查技师在接待受检者时要态度和蔼，向受检者介绍乳腺 X 射线摄影的检查内容和检查有效性，以及压迫乳腺的必要性，使其理解和接受，同时询问并记录病史。

数字乳腺 X 射线摄影时，需受检者在他人面前暴露上身，对女性来说心理压力非常大，会有不安全感，故应创造温馨的摄影检查环境。技师应注意文明服务，体态端庄，不能议论受检者体形特征，摄影室内不得有无关人员，注意门窗关闭，保护受检者隐私，如有必要可以由受检者家属陪伴检查。

三、数字乳腺 X 射线机及摄影检查的操作规程

（一）数字乳腺 X 射线机的操作规程

1. 开机　检查电源及设备，无异常情况下给设备供电、开机，打印工作站开机。观察UPS 电源是否正常工作。

2. 进入图像采集前准备　设备启动后进入工作界面，检查网络连接情况、存储空间及设备时间，观察摄影机架状态是否正常。在工作列表下选择受检者信息，选择适当的采集程序，进入图像采集界面。

3. 图像采集　摆体位。曝光前注意大小焦点、左右侧乳腺、靶面及自动、手动曝光的选择。曝光时观察机器情况和对受检者乳腺压迫情况。

4. 图像归档　图像采集完成后技师观察图像是否满意。若满意，则将图像上传 PACS进行归档；若不满意，可重新进行摄片。

5. 监视　机器使用过程中时刻观察机器指示灯和显示屏上有无故障提示，如出现故障，及时通知维修人员。

6. 清洁与维护　每天使用浸湿水且拧干的干净纱布对控制台、摄影平台表面及压迫器等进行擦拭清洁。定期清理内存，预留空间不少于 50%。

7. 关机　退出检查界面，机架置于初始位，确保图像已全部上传 PACS 后，点击关机按钮关闭机器。

8. 其他　每天下班后值班技师检查机器是否关机。

（二）数字乳腺 X 射线摄影检查的操作规程

（1）接申请单后，仔细核对受检者姓名、性别、年龄、ID 号等基本信息。

（2）了解检查目的，确定检查部位和体位。

（3）嘱受检者脱去影响影像诊断的衣服及饰物。清除乳腺表面异物，如有些受检者在乳腺表面敷膏药或涂内含高密度的物质，X 射线摄影可以显示，从而造成伪影，影响诊断，应要求受检者用酒精等擦洗干净后再接受检查。做好受检者隐私保护，做好受检者甲状腺、性腺辐射防护。

（4）常规摄影按照检查目的、部位和体位要求进行精确摆位，包括病变部位，然后进行曝光。

1）选择受检者信息进入受检者所在检查界面。

2）按照先右侧后左侧，先 CC 位后 MLO 位顺序依次采集图像。

（5）根据病变性质和检查部位选择合适的摄影条件。

（6）对比增强乳腺 X 射线摄影（CEM）

1）选择受检者信息。

2）填写造影参数。

3）准备高压注射器。

4）在一定时间内根据医师要求完成检查，需医师、技师、护士同时在场完成检查，检查完毕告知受检者在放射科候诊区留观 30 分钟，若感觉身体不适，立即向放射科工作人员报告。

（7）曝光完毕，观察图像质量，满意后结束检查，将图像传至图像后处理工作站及 PACS，记录摄影条件及受检者特殊情况等。

（8）详细告知受检者或其家属取结果的时间和地点。

（三）数字乳腺 X 射线机的日常保养

（1）每日上班前应先检查、调节机房的温度、湿度，保持室内温度 22 ～ 25℃，湿度 20% ～ 50%。清洁控制台面、摄影台面、压迫板、防护面屏。检查设备状态是否正常，检查换药包、穿刺针、定位导丝、对比剂、高压注射针筒等耗材是否准备齐全。

（2）首位受检者检查前，值班影像技师需对设备进行校准。

（3）若设备在使用过程中发生故障，应立即停止检查，确保受检者安全，待设备故障排除后再恢复检查。检查技师应将故障提示及故障表现记录在案，并第一时间报告科室相关负责人员及维修人员。

（4）平板探测器按照设备要求定期校准。

（5）存储空间每天检查，在确保图像已上传 PACS 的前提下，及时删除旧图像数据，保证设备内存空间充足。

（6）日期及时间每周核对、校准 1 次。

四、数字乳腺 X 射线摄影图像信息的显示设计

数字乳腺 X 射线摄影图像信息显示在图像的非腺体侧空曝区的上下两角。

1. 上角区域　主要显示受检者及医疗机构相关信息：①姓名；②性别；③年龄或出生

年、月、日；④受检者 ID；⑤影像采集时间；⑥影像序列号；⑦医疗机构名称；⑧摄影技师名称或代码。

2. 下角区域 主要显示摄影参数、辐射剂量等。例如：①管电压；②管电流；③摄影时间；④焦片距；⑤滤线栅；⑥辐射剂量；⑦图像放缩比例；⑧压力；⑨阳极 / 滤过；⑩乳腺压迫厚度；⑪体位设计名称及左右标记。

3. 图像比例标记 图像比例尺显示在腺体对侧边框中间区域。

五、数字乳腺 X 射线摄影压力的设定

（一）压迫乳腺的主要目的

（1）分离乳腺组织的重叠部分，提高组织间的对比度和分辨力，减少散射线（图 5-1）。
（2）使乳腺厚度均匀，乳腺整体有适当的影像密度。
（3）缩小乳腺与摄影平台之间的距离，减少几何学模糊。
（4）减少乳腺组织接受的剂量。
（5）固定乳腺，防止运动模糊。

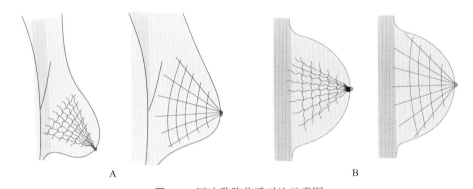

图 5-1 压迫乳腺前后对比示意图
A. MLO 位压迫前、后组织分离情况对比示意图；B. CC 位压迫前、后组织分离情况对比示意图

（二）适当的压迫目标

（1）选择大小合适的压迫板，要使压迫达到让组织伸展的程度。
（2）压迫应达到使皮肤表面紧绷的效果，压迫程度为每位受检者能忍耐的最大限度，即不感到过分痛苦的压迫。影像技师要做好压迫前的解释工作。
（3）对有囊肿或丰胸植入物的乳腺进行压迫时，要特别注意，根据具体情况轻压或不压，同时设备选择手动曝光模式。
（4）参照不同设备的曝光压力限值。

六、乳腺可动性组织与固定性组织的概念及与摄影的关系

乳腺可动性组织与固定性组织的概念及与摄影的关系如下。

（1）乳腺可动性组织是指乳腺外侧（图 5-2）和乳腺下部（图 5-3）的组织。

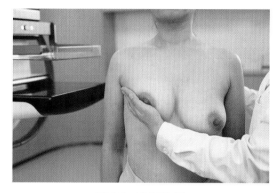

图 5-2　乳腺外侧

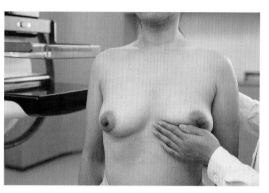

图 5-3　乳腺下部

（2）乳腺固定性组织为乳腺内侧（图 5-4）和乳腺上部（图 5-5）的组织。

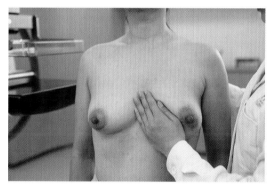

图 5-4　乳腺内侧

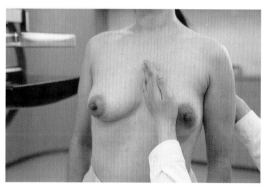

图 5-5　乳腺上部

（3）摄影时要将可动性组织充分向固定性组织方向移动，使固定性组织接受压迫板的压迫达到最小限度。

（4）受检者的体型和乳腺的解剖、生理特征、摄影设备的限制等都会导致摄影中出现盲区。MLO 位乳腺下角（图 5-6），CC 位乳腺内侧、外侧（图 5-7）可部分出现盲区。

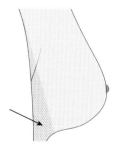
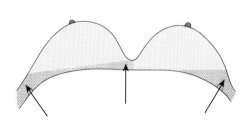

图 5-6　MLO 位乳腺下角盲区示意图　　图 5-7　CC 位乳腺内侧、外侧部盲区示意图

（5）常规体位摄影中，应努力减少盲区的范围，若确实无法使盲区进入照射野，应考虑追加特殊体位摄影。医生在写诊断报告时也要考虑盲区的问题，以免漏诊。摄影平台位置和压迫方法可导致乳腺上部（图 5-8）、内侧出现盲区（图 5-9）。

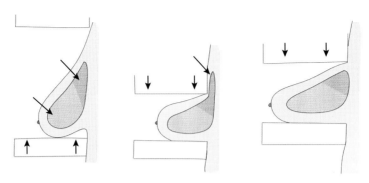

图 5-8　乳腺上部压迫时产生盲区

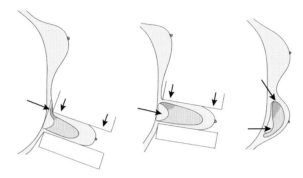

图 5-9　乳腺内侧压迫时产生盲区

七、受检者护理

接受数字乳腺 X 射线摄影检查的妇女经常为检查及随后的诊断而担心忧虑。为使受检者消除疑虑，可将其安排至一个温馨的房间，并简单明确地向其解释操作程序。告知受检者在图像采集过程中，X 射线管将会移动，不必紧张。特别要向受检者说明检查时会压迫乳腺，虽然可能会产生不适，但这是取得高质量影像和确保可靠诊断结果所必需的步骤。时间最好在月经来潮后 7～10 天进行乳房检查。排卵前的乳腺压痛感较轻。数字乳腺 X 射线摄影检查要求受检者脱去腰部以上的衣物。告知受检者在压迫板解除压迫前切勿移动身体。受检者在整个乳腺 X 射线摄影检查过程中，检查技师要时刻注意观察受检者情况，出现问题要及时处理。

八、晕厥、碘对比剂不良反应和外渗的处理

受检者在进行数字乳腺 X 射线摄影、穿刺活检或定位导丝置入等检查时，由于紧张、空腹导致血压、血糖不稳，受检者出现晕厥等症状；在乳腺对比增强摄影时，由于使用碘对比剂，受检者会出现呼吸困难、恶心、呕吐、荨麻疹、支气管痉挛、喉头水肿，以及心率、血压变化等对比剂不良反应和对比剂外渗。出现上述情况时应启动应急预案。

数字乳腺 X 射线摄影检查室应配备抢救车、血压计、氧气供应系统、负压吸引系统、诊疗床。针对低血糖晕厥可配备高糖、糖块等。科室配备参加救治的医护人员，保持与急

诊室和病区电话联系通畅。

（一）突发晕厥应急预案

晕厥（syncope）是指各种原因导致的突然、短暂的意识丧失和身体失控，继而又自行恢复的一种临床表现。典型的晕厥发作时间短暂，意识丧失时间很少超过 20 ～ 30 秒。受检者出现晕厥后，应采取如下措施：

（1）立即将受检者就地平卧、注意保暖，消除紧张情绪，询问受检者家属及旁观者，获取详细病史，同时通知主管医师及急诊科、医务处等。

（2）进行查体和一些基本的辅助检查（如心电图、超声心动图），以明确是否有潜在的器质性心脏病证据。通过询问病史及相应的临床症状得出初步诊断并与相关科室联系。

（3）脑源性、心源性晕厥由相关科室对症处理。乳腺 X 射线摄影多导致反射性晕厥及代谢原因引起的晕厥，情绪紧张、低血糖多为其诱因。受检者表现为头晕、乏力、出汗、心悸等。

（4）低血糖晕厥处理。怀疑低血糖时立刻检测血糖水平，以明确诊断，无法测定血糖时暂按低血糖处理。意识清醒者，口服糖块或 50% 葡萄糖溶液 20ml；意识障碍者，静脉注射 50% 葡萄糖溶液 20ml。补糖后，密切关注受检者情况，必要时转入相关科室进行治疗。

（二）碘对比剂不良反应的处理

1. 应用碘对比剂评估

（1）给受检者应用碘对比剂前应询问受检者是否有药物过敏史。

（2）绝对禁忌证：严重甲状腺功能亢进的受检者。

（3）慎用碘对比剂：如肺动脉高压、支气管哮喘、心力衰竭、嗜铬细胞瘤、骨髓瘤、重症肌无力患者，以及妊娠、哺乳期妇女及其他肾功能不全的受检者。

2. 准备工作

（1）非离子型对比剂一般无须做碘过敏试验，产品说明书有特别要求的按照说明书执行。

（2）向受检者告知适应证、禁忌证及可能发生的不良反应。受检者签署知情同意书。

（3）计算用药量。

3. 不良反应处理　碘对比剂的不良反应分为三类。

（1）轻度不良反应：主要表现为局限性荨麻疹、皮肤瘙痒、流涕、恶心、呕吐、多汗、咳嗽、眩晕、结膜充血、面部红肿等；出现此类反应时，停止注射碘对比剂，终止检查，让受检者安静休息，吸氧，观察其血压、呼吸和脉搏。

处理方法：一般不需用药，症状可自行缓解，如需处理可静脉注射地塞米松 10mg 或肌内注射苯海拉明 25mg。严密观察 30 分钟无不适后方可让受检者离去。

（2）中度不良反应：主要表现为剧烈呕吐、广泛性荨麻疹、头痛、面部水肿、喉头水肿、轻度支气管痉挛或呼吸困难、心悸、心动过速或心动过缓、轻度和暂时性低血压、腹痛。此类反应表现较危急，应立即停止注射对比剂。紧急呼叫主管医生或急诊科医生。

处理方法：受检者平卧，保持呼吸道通畅，鼻导管给氧或面罩给氧。静脉注射地塞米松 5 ～ 10mg。对于无高血压、心脏病、甲状腺功能亢进的受检者，给予肾上腺素 0.25 ～ 0.50mg 皮下或肌内注射，危急时可稀释后缓慢静脉注射，可反复给药。

（3）重度不良反应：主要表现为过敏性休克，如面色苍白、四肢青紫、发冷、呼吸困难、肌肉痉挛、血压下降、意识丧失，可有惊厥、心搏骤停等。

处理方法：必须迅速通知有关科室及急诊科医生，就地急救处理。

出现休克（心动过缓、血压骤降）时，立即平卧、面罩吸氧，建立静脉通路，快速静脉滴注血浆代用品或林格液 1500 ～ 2000ml，静脉注射肾上腺素 0.25 ～ 1.0mg，将多巴胺 200mg 加入 250ml 生理盐水中，以 15 ～ 30 滴 / 分静脉滴注。支气管痉挛、喘鸣、哮喘急性发作时受检者取坐位，面罩吸氧，静脉注射氨茶碱 0.25g，视需要给予地西泮 10mg 静脉注射。出现喉头水肿时可行气管插管或大针头穿刺气管给氧，必要时行气管切开。

4. 碘对比剂不良反应的预防

（1）尽量选用不良反应较少的非离子型碘对比剂。

（2）掌握禁忌证，造影前了解受检者用药史、过敏史及甲状腺、肝、肾功能等情况。

（3）做好受检者告知工作，缓解其紧张情绪。

（4）正确选择注射剂量、速率和压力。

（5）检查结束后至少观察 30 分钟，并保留静脉通路。

（6）应有应急预案和急救设备、药品。

（三）碘对比剂血管外渗

1. 对比剂外渗原因

（1）高压注射器压力和流速过高。

（2）化疗受检者、老年受检者、糖尿病受检者血管情况不佳。

（3）远端小静脉或血管回流受阻。

（4）注射穿刺损坏血管。

2. 碘对比剂外渗表现　对比剂外渗对局部的刺激性大，轻者红肿热痛、麻木，或产生水疱，重者引起皮肤组织溃疡、坏死，一旦溃烂、愈合困难，给受检者带来不必要的痛苦。

3. 碘对比剂外渗处理　对于对比剂外渗量较少，局部症状较轻的受检者，可采用非药物处理，在对比剂外渗的 48 小时内抬高肿胀部位，以促使局部对比剂吸收，一般在 1 ～ 2 天局部症状可消失。对于对比剂外渗量较大的受检者，可用 50% 硫酸镁或 20% 甘露醇湿敷。

4. 碘对比剂外渗的预防　放射检查中的对比剂外渗应以预防为主，遵循以下原则。

（1）血管评估：选用粗直、回流好的静脉，避开关节部位，以免因受检者动作导致针头移位造成对比剂外渗。

（2）建立静脉通路：在注射对比剂前，以生理盐水建立静脉通路，确定穿刺成功后再使用对比剂。

（3）选择正确的注射参数及固定方法：对不能配合的受检者用夹板固定，并固定好头皮针的软管部分。

（4）受检者宣教：注射前告知受检者对比剂外渗的症状及后果，嘱受检者配合以保证针头固定。在注射对比剂过程中，若受检者感到疼痛，应立即告知工作人员，以便及时停止对比剂注射。

（5）密切观察：在放射检查时，从静脉穿刺到检查结束的每个环节，检查技师都要密切观察受检者情况，尽力确保检查顺利进行。

第三节　数字乳腺 X 射线摄影医学人文关怀

"医学人文关怀"是以人为本，体现的是对人、人的生命及身心健康的关爱，是一种实践人类内心医学人文精神信仰的具体的、对象化的过程。

医务工作者的一项重要的基本职能是关注受检者的社会属性，把握受检者的社会心理因素，解决受检者因疾病引起的各种社会问题，分担受检者和家属在接受预防、医疗、康复等健康照顾过程中医护技术之外的各项社会服务工作。西方医学之父希波克拉底认为，医术是一切技术中最美和最高尚的。一些医患沟通问题甚至医患矛盾的发生，可能与部分医务人员人文素养不足有直接关系。

一、医学人文关怀的内容

医学人文关怀不仅为受检者提供了高水平的技术服务，还要为受检者提供了心理的、精神的、情感的安慰和援助。医学人文关怀能力是改变受检者生存状况、提高受检者生命质量、提高受检者满意度和舒适度的整合型能力。

医生对受检者的耐心治疗是一种起码的人文关怀；周到的服务、优美的环境则是人文关怀的进一步延伸。

医学人文关怀的方式不仅可以体现为舒适的物质性环境、合理的卫生保健制度，还体现为一个微笑、一个表情、一声问候、一个动作，以及用心去爱受检者，如专心、细心、贴心、关心、耐心和诚心。

医学人文关怀的切入点是懂得如何站在受检者的角度去看待问题，去细心体察受检者的感受，帮助受检者、安慰受检者。不再忽视受检者的体验，不再忽视对受检者人格的尊重，不再忽视对人性需要的关注，不再忽视对受检者心理、情感的扶助。

二、受检者心理状态评估

大部分乳腺外科医生都有类似的经验，在诊治过的乳腺癌受检者中，存在着相当一部分受检者长期生活在抑郁或焦虑阴影中，进而增加了乳腺癌的发生风险。部分患病受检者与其心理因素、生活境遇有关。实际上社会心理因素对人们健康的影响比以往想象得更广泛、更复杂。

1.乳腺问题导致的心理问题　因乳腺不适就诊的受检者有以下几种类型。

（1）主观上的不适造成的心理恐慌：这一部分女性长期经受乳房疼痛的困扰，明白乳房是癌症的高发部位。这部分女性存在高度焦虑，认为自己可能患有乳腺癌，而疼痛引起的惊慌、焦虑是受检者就诊的主要心理压力。

（2）参加乳腺疾病筛查体检引起的短暂焦虑：有近一半的女性在单位每年一次的体检中发现增生、结节或恶性肿瘤，其中乳腺增生受检者没有明显的焦虑，大部分女性都知道乳腺增生是常见问题，而结节和怀疑恶性肿瘤的受检者会表现出不同程度的焦虑，她们因对自身健康的担忧而寻求专业医生的帮助。

（3）因乳腺疾病需要做开放手术活检的女性：其焦虑水平会一直持续较高，直至知道活检结果。这一部分女性无论是在门诊还是在手术室都有了解相关信息的需求，最重要的是想知道检查报告是否恶性。哪怕是良性结果，一些女性也不能消除焦虑。这些女性往往有较高水平的健康焦虑、感知压力，以及对乳腺癌治疗的恐惧和焦虑。

（4）推迟就诊的受检者：一部分经济收入少的年轻女性、受教育程度低的女性及有乳腺癌宿命论观点的女性会延迟就诊和寻求帮助。另一部分女性因为风险意识淡薄和不在意乳房症状，缺乏相关的乳房自我检查和乳腺相关疾病知识而延误病情。

（5）疑似乳腺癌受检者、乳腺癌确诊及治疗受检者：面临实施手术相关问题，女性身体重要部位缺失，家庭关系协调，社会关系及个人如何面对接受这种情况的改变，以及对个人生存的风险评估，这些都处于混乱状态。甚至有些受检者还在经济上受到一些限制。综合以上因素，这一部分女性会长期处于高度焦虑、抑郁状态，长期会造成社会功能的损害。

2. 心理异常　　是乳腺疾病的一种病因。心理、精神方面的刺激是导致乳腺癌发病的非常重要的危险因素，对人群发生乳腺癌的影响比较大。

（1）心理社会学因素：许多城市的乳腺癌病例对照研究发现，精神创伤、不幸生活事件、性格孤僻、抑郁、焦虑、易激怒、爱生气等不良心理和精神因素，现实负面生活事件，主观社会支持和消极应对方式对乳腺癌的发病有促进作用。

（2）个体心理因素：焦虑、抑郁情绪，性格特点，婚姻质量，社会心理与精神因素对女性乳腺癌发病的影响受到广泛重视，众多研究资料表明，抑郁会损害监视癌变的免疫系统。

3. 受检者对检查的认知

（1）有时女性首次参加乳腺 X 射线摄影筛查就已经听过那些令人焦虑的故事。朋友或家人已告诉她们检查有多痛苦，而且正如某些受检者接受询问时所说，他们把你"夹在了机器上"。或者，她们可能有乳腺癌家族病史，非常担心自己检查结果，这也是高度焦虑的一个可能原因。

（2）对乳腺 X 射线检查目的、方法、注意事项不了解，产生抵触情绪。

（3）暴露肢体，对隐私保护有疑虑。

（4）盲从、被动接受检查。

4. 就医环境对受检者心情的影响　　当前的就医环境，医疗资源的不充裕，受检者就医难，候诊时间长，选择就医的权利受限，这些均使受检者在潜意识里有不满意情绪。

就诊环境温湿度、空气清新度、机房布局、装饰是否温馨；受检者使用设备整洁程度、座椅等是否齐全完好，这些均可影响受检者的心情。人具有社会性，而受检者除了对疾病的担忧、苦闷和彷徨外，还被动而积极地考虑疾病对周围人（家人等）、工作、事业的影响。受检者此时会有焦虑、担忧、害怕等不良情绪。

5. 电离辐射　受检者心理上对 X 射线辐射很敏感，一看到辐射标志就产生恐惧心理。

6. 疼痛　乳腺是一个敏感器官，病变导致的疼痛长期困扰受检者；X 射线检查时加压也会加重疼痛。

三、影像技师心理关怀和应对措施

（1）与受检者沟通：影像技师与女性受检者进行交流是检查的一个重要方面。在任何时间即使看到较多受检者等待检查，影像技师都应该细心、友善地回答每一个提问，语气要平和，让受检者感到被尊重、被关心、被理解。

（2）介绍检查的意义、方法、注意事项，减轻患者疑虑和不解。全面解释每一个步骤，解释暴露乳腺和压迫的重要性。压迫时操作柔和缓慢，切忌粗暴，可适时使用微调。边操作边谈话，并强调适当压迫乳腺的重要性，从而得到受检者的理解与配合。

（3）通过触诊找到病变，通过问诊了解病情、病史、病变部位。

（4）影像技师必须着装标准、干净，并佩戴好个人的胸牌，让受检者能了解影像技师的身份。

（5）保持机房装饰温馨、温湿度适宜。在安静并可提供大量信息的环境下女性更容易放松。影像技师在给受检者查体时，要确保查体的工具卫生、安全，不会给受检者带来伤害。可当面清洁压迫器、摄影平台台面及其他用品。

（6）隐私保护：异性检查要有第三者在场；非工作人员不得入内；告知采取的隐私保护方法：关闭门窗、拉上窗帘，无关人员不得入内等。

（7）做好辐射防护工作：做好甲状腺、性腺的必要防护。

（8）影像技师专业技术水平要高，且经过专业培训考核，操作规范、娴熟。影像技师对于解剖、影像诊断知识掌握较好，能够辨别正常组织与病变影像学特征，能确保感兴趣区在照射野内，能基本判断是否需要加照特殊体位。

四、乳腺介入操作中的人文关怀

怀疑患有乳腺恶性肿瘤的受检者很可能需要在 X 射线引导下行介入操作，如穿刺活检或定位导丝置入等，这些操作会产生不适、疼痛、出血等情况。乳腺介入操作作为一种应激源，常会导致受检者产生比较强烈的生理与心理应激反应。在乳腺介入操作中注重贯彻、落实人文关怀理念，可以改善受检者的心理状态，为手术的顺利进行打下良好的基础。

（1）乳腺介入操作前，受检者往往已经在忍受疾病的痛苦和饮食控制的不适。在陌生的环境却没有时间适应，加重了受检者对手术的恐惧感。此时，技术人员应该注意观察受检者的心理情况，适时安抚受检者的情绪，通过家人、朋友的态度给予受检者精神上的支持与鼓励，设身处地地为受检者着想，满足受检者的合理需求。在手术前，提高受检者对医护人员的信任感，向他们提供人性化的服务，这些对手术的顺利进行至关重要。

（2）在乳腺介入操作的过程中，医护人员应将受检者的安全放在首位。比如，座椅、靠背的使用。对于术前空腹、低血压、低血糖、高血压、体弱者，要有应急措施。尽量保持安静。

（3）乳腺介入操作结束后，安抚受检者，做好穿刺部位清洁、包扎、固定等工作，送受检者安全离开。

第四节　数字乳腺 X 射线摄影体位设计与技巧

数字乳腺 X 射线摄影体位的正确设计与选择、曝光参数和乳房压迫技术的合理应用，对提高乳腺摄影图像质量和 X 射线诊断水平具有重要作用。摄影时应充分掌握受检者的年龄、体型、胸廓曲线，以及乳房形态、大小、厚度及生理周期等特征，以减少摄影盲区。

一、数字乳腺 X 射线摄影常规摄影体位设计

数字乳腺 X 射线摄影常规体位包括内外斜位（MLO 位）和头尾位（CC 位）。根据乳腺形态和结构，以整个乳腺为摄影目标，常规摄影体位能够最大限度地显示乳腺的整体，CC 位为 MLO 位的补充体位，MLO 位最容易漏掉的组织是内侧组织，CC 位应该包括所有内侧组织，尽可能多地包括外侧组织，两个体位互相补充，一般不会遗漏病变。

（一）乳腺内外斜位（MLO 位）摄影

1. MLO 位的基本体位

（1）受检者侧身站立于摄影平台旁，向被检侧略旋转，使被检侧紧贴摄影平台，两脚分开与肩同宽，双上肢自然下垂，肩部放松，受检者与摄影平台的位置关系见图 5-10。

（2）调整机器角度，使摄影平台外侧缘与乳腺外侧缘平行，利用平衡压迫器与摄影平台之间的压迫力度以确保乳腺尽可能多地被投影于摄影平台上。摄影平台倾斜角度大小由胸大肌的方向决定，可在 30°～ 60° 之间选择，一般人体越高，乳房下垂程度越大，倾角越大。瘦高者采用 50°～ 60°，矮胖者采用 30°～ 40°，中等体型者采用 40°～ 50°（图 5-11）。

2. MLO 位的摄影要点　托、平、顶、旋、拉、压。

（1）托：受检者上身外侧靠近摄影平台外缘，将乳腺外侧组织（可移动性组织）充分托起（图 5-12）。

（2）平：托起乳房时，用手从腋窝至乳腺下缘抚过乳腺背面，使腋窝上缘与摄影平台上缘持平，乳房外侧缘和摄影平台斜面持平，确保所有乳腺组织充分平展于摄影平台上（图 5-13）。

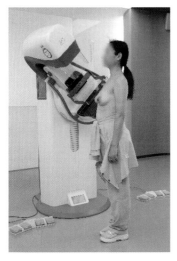
图 5-10 站立于摄影平台前

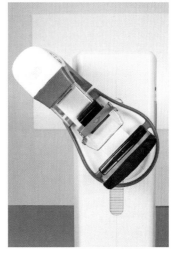
图 5-11 摄影平台的倾斜角度

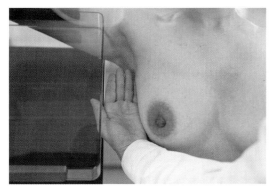
图 5-12 MLO 位摄影要点：托
托起乳房

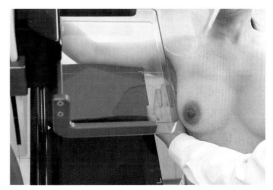
图 5-13 MLO 位摄影要点：平
乳房外侧缘与摄影平台持平

（3）顶：调整摄影平台上缘高度与腋窝平齐，将受检侧上肢上举，平行放于摄影平台上缘，摄影平台外上角顶住腋窝中心（图 5-14）。

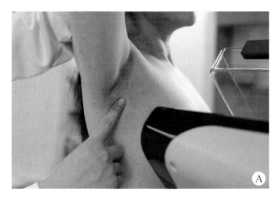
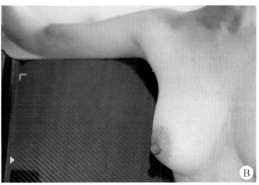
图 5-14 MLO 位摄影要点：顶
A. 摄影平台外上角需对准腋窝中心；B. 摄影平台外上角顶住腋窝中心

（4）旋：将受检者向其外后旋转，使乳腺组织和胸大肌能够尽量多且平展地贴紧摄影平台（图 5-15）。

（5）拉：拉抻乳腺组织，使其平展地置于摄影平台照射野内，使乳腺腺体、腋下组织、胸大肌进入照射野（图 5-16）。

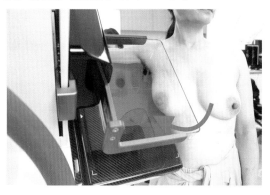

图 5-15　MLO 位摄影要点：旋

受检者身体向其外后旋转

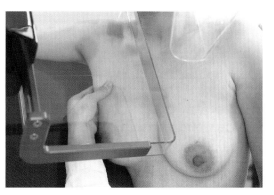

图 5-16　MLO 位摄影要点：拉

拉抻乳房

（6）压：使压迫器缓慢均匀施压的同时，影像技师的手从乳房下缘向外上方缓慢抽出，以确保乳腺下缘褶皱处组织充分展开（图 5-17）。

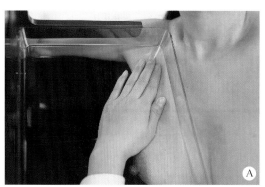

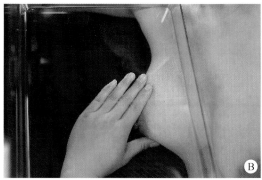

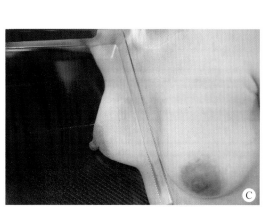

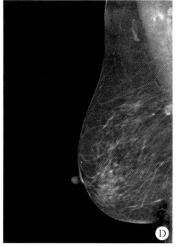

图 5-17　MLO 位摄影要点：压

A. 压迫器下压；B. 抽手方向；C. 压迫；D. 右侧乳腺 MLO 位 X 射线影像

最后，检查确认照射野内无腺体组织的皮肤褶皱，无对侧乳腺组织、头发、下颌关节等重叠，以免形成伪影。

3. 中心线　从乳腺上内侧射向下外侧面。

4. MLO 位的影像要求

（1）双乳 MLO 位图像对称放置时，左右对称，上下对齐，乳腺无皱褶，乳头呈切线位轮廓可见（图 5-18）。

（2）最大程度地显示乳腺腺体组织的整体，包括腋窝，盲区最少。

（3）腺体后方的脂肪组织显示充分，胸大肌下缘延伸到乳头后线或以下。

（4）乳房下皱褶打开。

（5）无运动伪影。

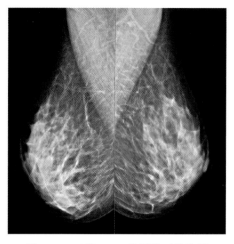

图 5-18　双乳 MLO 位图像对称放置

（二）乳腺头尾位（CC 位）摄影

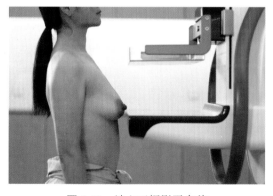

图 5-19　站立于摄影平台前

1. CC 位的基本体位　受检者面向摄影平台站立，双脚分开与肩同宽，双上肢自然下垂，肩部放松，稍弯腰，头转向对侧（图 5-19）。

2. CC 位摄影要点　托、平、拉、压。

（1）托：影像技师站于受检者乳腺对侧，手掌托起乳房下部使乳头处于切线位，摄影平台的高度位于乳房下部皮肤褶皱处上方 1～2cm 处（图 5-20）。

（2）平：使乳房下部组织平整、皮肤无褶皱，且与摄影平台平行，并将乳房置于摄影平台上（图 5-21）。

（3）拉：影像技师一只手推住受检者背部，使其身体前倾，胸壁贴紧摄影平台前缘，另一只手拉抻乳房使乳腺内外侧腺体进入照射野（图 5-22）。

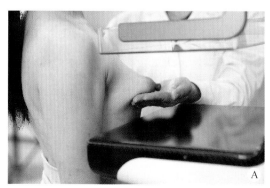

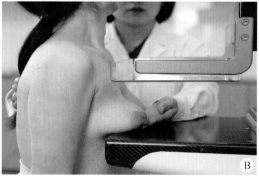

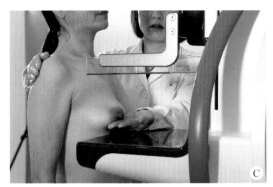

图 5-20　CC 位摄影要点：托

A. 手托乳房；B. 乳头位于切线位；C. 调整摄影平台高度

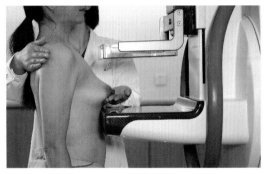

图 5-21　CC 位摄影要点：平

乳房平展

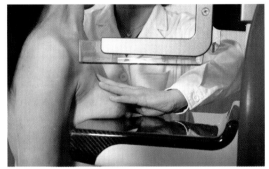

图 5-22　CC 位摄影要点：拉

拉抻乳房

（4）压：压迫器缓慢均匀施压，同时影像技师的手向乳头方向缓慢移动离开乳房（图 5-23）。在受检者能承受的压力范围内尽可能地使乳腺组织充分扩展、伸开以减少重叠。

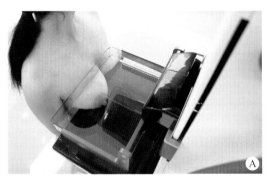

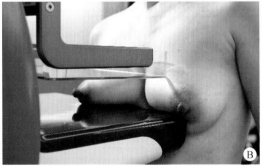

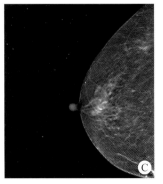

图 5-23　CC 位摄影要点：压

A. CC 位压迫正面观；B. CC 位压迫侧面观；C. CC 位乳腺 X 射线影像

摆位过程中，受检者受检侧手根据乳腺外侧组织压迫情况，置于腹前、叉腰或上举等位置，达到尽可能使乳腺组织平展的目的。受检者对侧手可放置在乳腺 X 射线机把手上，以确保受检者的稳定性。

最后，检查确认照射野内无腺体组织的皮肤褶皱，无肩、乳房上胸壁组织、头发、下颌关节等重叠，以免形成伪影。

3. 中心线　从受检者头侧射向足侧。

4. CC 位影像要求

（1）CC 位图像最大限度地显示乳腺内侧腺体组织，包含乳后间隙及部分胸大肌边缘。外侧乳腺组织可能有少部分不能包括在图像中。

（2）双乳 CC 位图像对称放置时，左右对称，内外居中，乳头呈切线位轮廓可见（图 5-24）。

（3）CC 位与 MLO 位图像中乳头后线（PNL）差距在 1cm 范围内。

（4）充分显示纤维腺体后的脂肪组织。

（5）乳腺组织尽量显示完整，无皮肤皱褶，无异物及运动伪影。

（6）胸大肌尽可能显示出来。

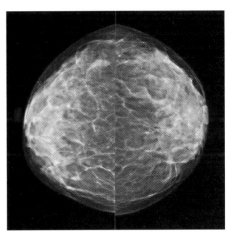

图 5-24　双乳 CC 位图像对称放置

二、数字乳腺 X 射线摄影附加摄影体位

常规摄影体位中病变显示不完整或缺失、不清晰，则以病变为摄影目标，进行附加摄影体位摄影，包括内外侧位、外内侧位、乳沟位等。

（一）内外侧位（medidateral position，ML 位）

1. 摄影范围　乳腺外部组织和腋尾部。在 MLO 位和 CC 位的标准摄影中仅在其中的任何一个体位被确认有异常时，内外侧位是最常用的附加体位，与标准体位结合呈三角形来确定病变位置。

2. 基本体位

（1）调整摄影平台与水平面呈 90°，摄影平台置于受检侧乳房外侧；受检者面向摄影平台站立，双脚分开与肩同宽，双上肢自然下垂，肩部放松（图 5-25）。

（2）调整摄影平台上缘与胸骨切迹平齐（图 5-26）。

（3）受检侧上肢自然下垂，乳腺外侧缘与摄影平台平行且紧贴（图 5-27）。

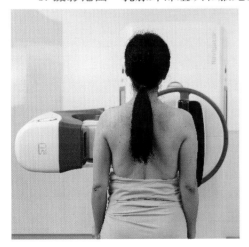

图 5-25　受检者站立于摄影架前

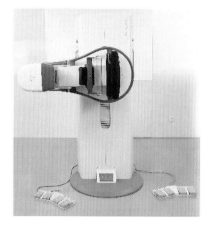

图 5-26　机架呈水平位

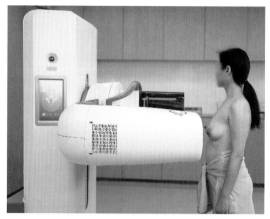

图 5-27　乳腺外侧靠近摄影平台

3. 摄影要点　托、平、拉、压。

（1）托：受检侧手臂外展，置于摄影平台顶部（外侧缘）。牵拉受检侧乳腺组织和胸大肌，向上向外托起乳房，使其离开胸壁，乳头呈切线位（图 5-28）。

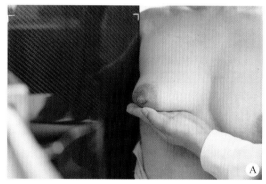
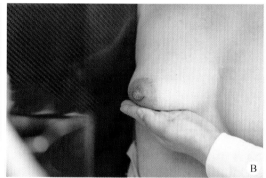

图 5-28　ML 位摄影要点：托

A. 托起乳房；B. 乳头位于切线位

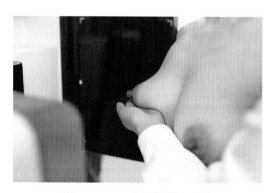

图 5-29　ML 位摄影要点：平

托起乳房，并使其外侧组织平展

（2）平：乳腺外侧缘与摄影平台平行且紧贴，皮肤平整无褶皱，与摄影平台无间隙（图 5-29）。

（3）拉：影像技师用手拉抻乳房，使乳房上、下部分腺体组织进入照射野（图 5-30）。

（4）压：缓慢压迫乳腺的同时，受检者身体轻度向摄影平台旋转，使乳腺呈侧位。影像技师边压迫边将手从乳头方向缓慢抽出，以确保乳腺组织充分展开，乳头在乳腺轮廓外呈切线位（图 5-31）。

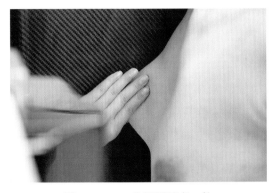

图 5-30　ML 位摄影要点：拉

拉抻乳房

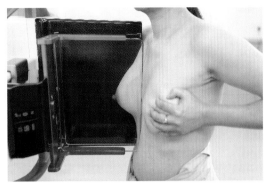

图 5-31　ML 位摄影要点：压

ML 位压迫乳腺

最后，检查照射野内无腺体组织皮肤褶皱、无对侧乳房组织等重叠，以免形成伪影。

4. 中心线　由内侧向外侧垂直射入。

5. 影像要求

（1）充分显示乳腺外侧组织则更容易显示靠近乳腺外侧的病灶。

（2）腺体后部脂肪组织充分显示。

（3）乳腺无皱褶、无下垂，乳头呈切线位轮廓可见（图 5-32）。

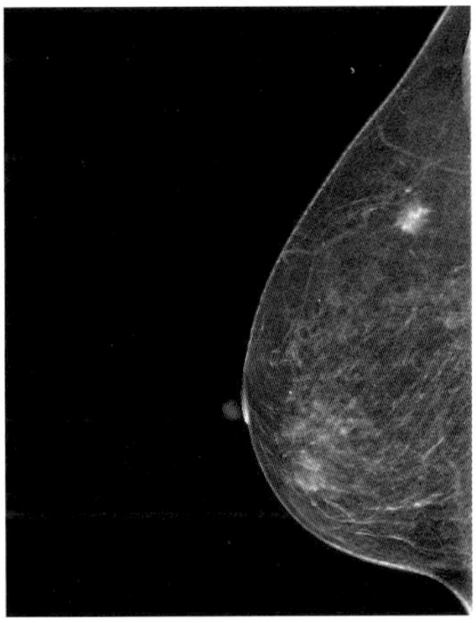

（二）外内侧位（lateromedial position，LM 位）

1. 摄影范围　乳腺内侧组织。

2. 摄影方法

（1）调整摄影平台与水平面呈 90°，受检者面向摄影平台站立，双脚分开与肩同宽，双上肢自然下垂，肩部放松（图 5-33）。

（2）调整摄影平台上缘与胸骨角平齐（图 5-34）。

图 5-32　ML 位乳腺 X 射线影像

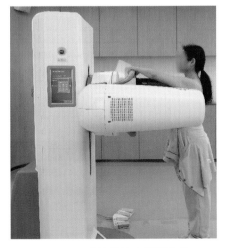

图 5-33　受检者站立摄影台前

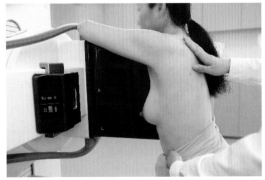

图 5-34　摄影平台上缘与胸骨角平齐

（3）受检者下颌置于摄影平台上缘，胸骨紧贴摄影平台外缘并与之平行（图 5-35）。

（4）将乳腺可移动性组织充分向上、向前托起，乳腺内侧组织与摄影平台平行且贴紧；拉抻乳房使乳腺上、下部分腺体组织进入照射野；乳头在乳腺轮廓外呈切线位，拉抻紧贴摄影平台（图 5-36）。

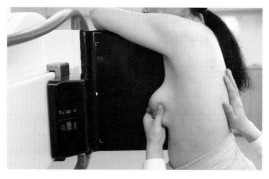

图 5-35　胸骨紧贴摄影平台外缘

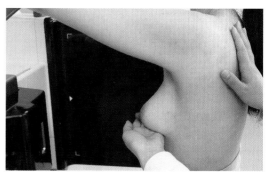

图 5-36　托拉乳房

（5）缓慢压迫乳房的同时，影像技师将手从乳头方向缓慢抽出，以确保乳腺组织充分展开（图 5-37、图 5-38）。

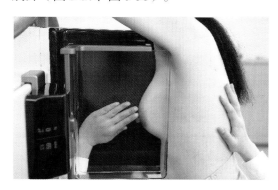

图 5-37　缓慢压迫乳房

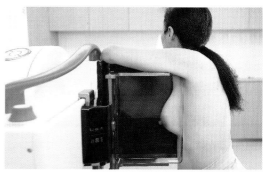

图 5-38　压迫乳房

最后，检查照射野内无腺体组织皮肤褶皱，以及无上肢及肩部软组织等重叠，以免形成伪影。

3. 中心线　由外侧向内侧垂直入射。

4. 影像要求

（1）充分显示乳腺内侧组织，更容易显示靠近乳腺内侧的病灶。

（2）腺体后部脂肪组织充分显示。

（3）乳腺无皱褶、无下垂，乳头呈切线位轮廓可见（图 5-39）。

（三）乳沟位（cleavage position，CV 位）

乳沟位又称双乳腺压迫位。

1. 摄影范围　双侧乳腺内部。

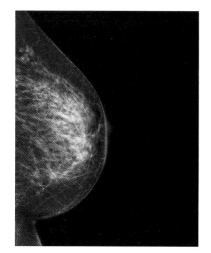

图 5-39　外内侧位乳腺 X 射线影像

2. 摄影方法

（1）受检者面向摄影平台站立，双脚分开与肩同宽，双上肢自然下垂，肩部放松，稍弯腰。受检者双手可放置在乳腺 X 射线机把手上以确保稳定。

（2）托起双侧乳腺下部（图 5-40），推动受检者后背使两侧乳房内侧及乳沟区域组织放于摄影平台上（图 5-41），尽量拉动双侧乳腺内侧及乳沟区域（图 5-42）。

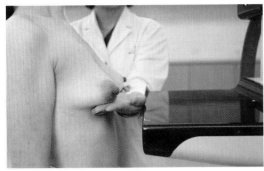

图 5-40　托起乳房

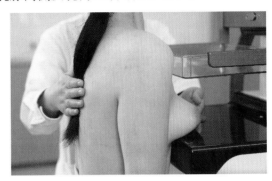

图 5-41　推动受检者

（3）适当压力缓慢压迫乳腺，同时影像技师的手向前方缓慢移动离开乳腺（图 5-43）。在受检者能承受的压力范围内尽可能地使乳腺充分扩展、伸开以减少重叠。

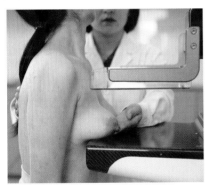

图 5-42　拖动乳房

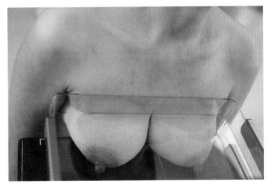

图 5-43　乳沟位压迫

3. 中心线　由头侧向足侧穿过乳沟区。

4. 影像要求　显示乳腺内侧、后方深部的组织（图 5-44）。

（四）点压乳腺摄影（spot compression mammography）

1. 点压乳腺摄影　又称为定点压迫、锥形压迫。特别有助于对密集组织区域或不明确发现物的观察。与整体乳房压迫相比，定点压迫能够允许感兴趣区厚度更大幅度减小，提高乳腺组织分离程度（图 5-45）。

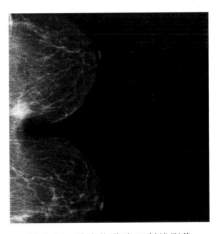

图 5-44　乳沟位乳腺 X 射线影像

2. 中心线　经病变中心垂直入射。

3. 定点压迫器　是多种尺寸的小压迫器，根据摄影区域大小分别选择（图 5-46）。

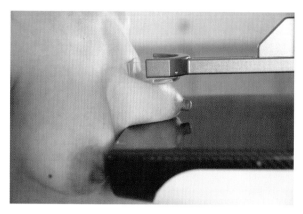

图 5-45　点压乳腺摄影

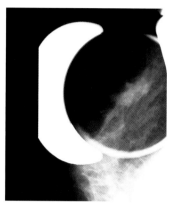

图 5-46　点压乳腺摄影的 X 射线影像

（五）放大乳腺摄影（magnification mammography）

（1）放大乳腺摄影能更加清晰、详细地显示感兴趣区的组织结构特性，有助于病灶密度、团块的边缘特征和其他结构特征的精细评估，对微钙化的数目、形态和分布具有更好的显示，有利于良恶性病变的鉴别诊断。放大乳腺摄影经常与点压乳腺摄影结合使用。

（2）根据几何学原理，在保持焦点到摄影平台的距离不变的情况下，使用放大摄影架、小压迫器，增加乳腺与摄影平台的距离，获得乳腺局部放大的 X 射线影像，分辨力提高，常用于微小钙化、结构不良的检出（图 5-47）。

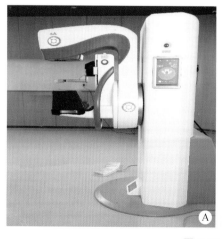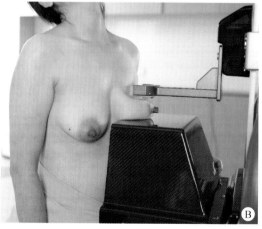

图 5-47　放大乳腺摄影

A. 放大摄影装置；B. 放大摄影压迫

（3）中心线由上向下经病变中心垂直入射。

（六）植入物摄影

（1）人工（植入物）乳腺一般指进行了丰乳手术，植入胶状填充物以增大乳房外形。

（2）乳腺腺体组织较少，植入物密度较高，摄影时需要手动设置曝光参数。曝光管电压、曝光剂量通常是一般乳腺组织厚度所需的 2 倍。

（3）选择常规体位，如 CC 位、MLO 位摄影。不同植入物的乳腺不同体位的 X 射线影像见图 5-48、图 5-49。

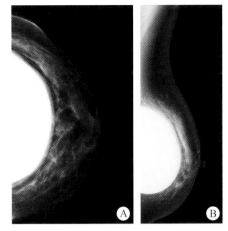

图 5-48　植入物摄影（1）

A. CC 位乳腺硅胶植入物 X 射线影像；B. MLO 位乳腺硅胶植入物 X 射线影像

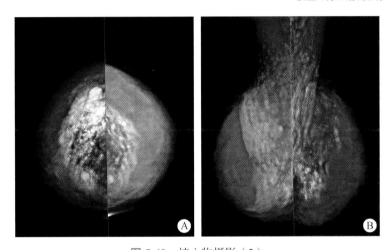

图 5-49　植入物摄影（2）

A. 双侧 CC 位乳腺自体脂肪填充物 X 射线影像；B. 双侧 MLO 位乳腺自体脂肪填充物 X 射线影像

（七）植入物推移乳腺 X 射线摄影（implant displaced mammography）

（1）观察乳腺组织时，应将植入物尽量向胸壁一侧推压，摄影时尽可能多地包括乳腺组织（图 5-50）。

（2）观察植入物及乳腺整体时，摄影时要将乳腺整体包括在摄影范围内。

（3）植入物有完整包膜，密度均匀致密。

（八）切线位（tangential position，TAN 位）

切线位摄影是将病变投影到乳腺组织以外的表浅脂肪组织上，其是改善病变显示的最有效方法。多用于靠近乳腺皮肤或皮肤表面部位摄影，使用小压迫器，将乳腺局部压迫在摄影平台上，X 射线中心线与乳腺局部呈切线位（图 5-51）。

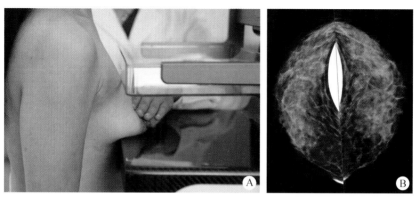

图 5-50 植入物推移乳腺 X 射线摄影

A. 推压乳腺呈植入物推移位；B. 推移位（CC 位）乳腺 X 射线影像

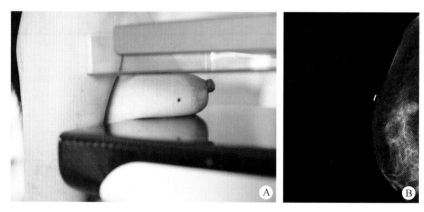

图 5-51 切线位摄影

A. 切线位压迫；B. 乳腺切线位 X 射线影像

（九）外侧头尾位（exaggerated craniocaudal position，XCCL 位）

外侧头尾位又称夸大头尾位。

（1）基本摆位同头尾位，受检者向对侧后方转动一定的角度，使乳腺外侧、腋尾部进入照射野，压迫乳腺外侧大半部分（图 5-52）。

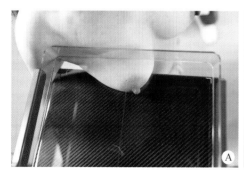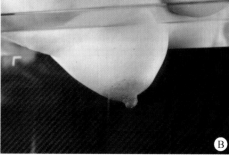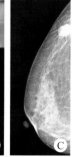

图 5-52 外侧头尾位

A. 乳房与摄影平台关系；B. 充分压迫乳腺外侧组织；C. 夸大头尾位 X 射线影像

（2）采用压迫器侧移技术增加受力面积（图 5-53）。

（十）腋尾位（axillary tail position，AT 位）

（1）腋尾位摄影显示乳腺大部分腋尾外侧和腋窝的深部组织。

（2）调节摄影平台的角度使其与腋尾平行，调节摄影平台的高度及受检者的位置使腋尾进入照射野。让受检者的肘部稍弯曲放到摄影平台侧面，手扶把手。最后，将乳腺腋尾从胸壁拉出并进行压迫（图 5-54）。

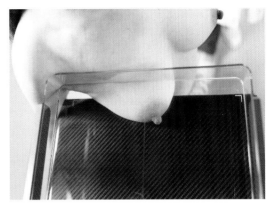

图 5-53　外侧头尾位侧移压迫器压迫

（3）病变位置位于腋窝深部或位置较高时，可以用压迫器侧移技术以增加受力面积，扩大摄影范围（图 5-55、图 5-56）。

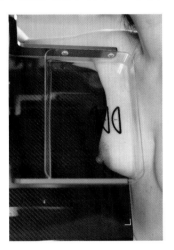

图 5-54　腋尾位压迫（1）

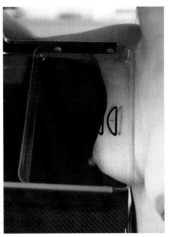

图 5-55　腋尾位压迫（2）

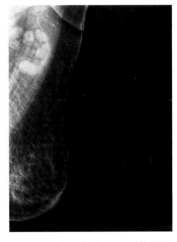

图 5-56　腋尾位乳腺 X 射线影像

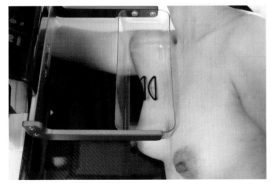

图 5-57　腋窝位压迫

（十一）腋窝位（axilla position）

（1）采用内外斜位将腋窝置于摄影台面，使用腋窝压迫器进行压迫（图 5-57）。

（2）以显示腋窝淋巴结和腋窝深部病变为目的的摄影。

（3）病变位置位于腋窝深部或位置较高时，可以用压迫器侧移技术以增加受力面积，扩大摄影范围（图 5-58、图 5-59）。

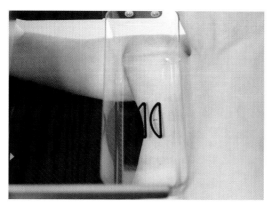

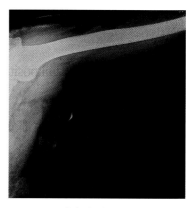

图 5-58　压迫器移位　　　　　图 5-59　腋窝位乳腺 X 射线影像

（十二）乳腺切除术后残余组织摄影

对乳房切除部位的皮肤及剩余组织进行摄影，采用内外斜位，用以观察切除部位剩余的皮肤及皮下病变。

（十三）尾头位（from below position，FB 位）

X 射线管向下旋转，垂直地面，射线由下向上投照（图 5-60）。尾头位与头尾位相反，减少了乳腺上部病变与摄影平台的距离，提高了乳腺上方病变的显示效果。尾头位摄影还可最大限度地显示男性乳腺或驼背女性的乳腺组织。

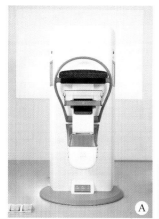

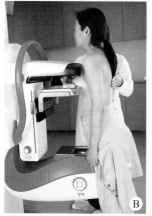

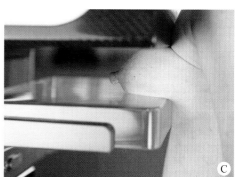

图 5-60　尾头位摄影

A. 机架倒置；B. 尾头位摄影位；C. 尾头位摄影压迫

（十四）下外 - 上内斜位（lateromedial oblique position，LMO 位）

下外 - 上内斜位摄影又称外内侧斜位摄影，是 MLO 位的反转，X 射线管由垂直位向对侧旋转 135°，摄影平台和压迫板与 MLO 位摄影时方向相反，X 射线从乳腺下外向上内方向投照。LMO 位可改善乳房内侧组织的可显示性，适合小乳腺和男性乳腺及乳腺内侧病变显示（图 5-61）。

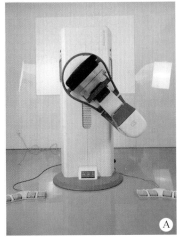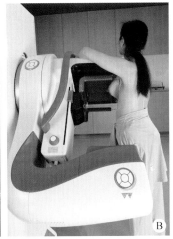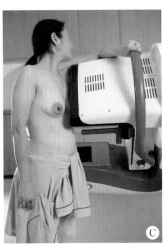

图 5-61　LMO 位摄影

A. 机架翻转；B. LMO 位摆位；C. 正面观

（十五）上外 - 下内斜位（superolateral to inferomedial oblique position，SIO 位）

（1）X 射线管由垂直位向外旋转 45°，X 射线由受检侧乳腺外上方向内下方投照（图 5-62）。使用上外 - 下内斜位摄影可显示出被固定于内侧及位于内侧上部的更后面的组织。

（2）摄影平台的角度可参考乳头和肿瘤间的连线方向。

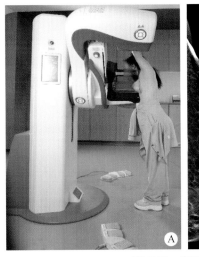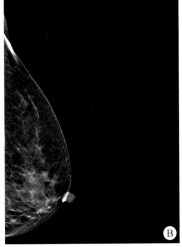

图 5-62　SIO 位摄影

A. SIO 位摆位；B. SIO 位乳腺 X 射线影像

（十六）旋转位（rotary lateral rotary medial position，RLRM 位）

（1）为了减少乳腺组织重叠，改善病变显示，旋转位摄影可提供更多的乳腺组织信息。

（2）常规机架呈 CC 位，将乳腺向左或向右旋转（10°～ 20°）进行摄影。或者改变摄影平台的角度也可以获得同样的效果（图 5-63）。

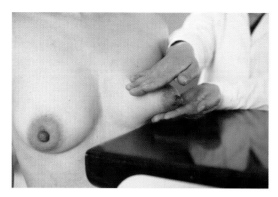

图 5-63　旋转腺体组织

三、数字乳腺体层合成摄影

具有数字乳腺体层合成（DBT）摄影技术功能的乳腺 X 射线机，其 X 射线管以弧形运动，进行一系列的曝光，获取一系列不同角度下的图像，重建出一系列高分辨力的体层图像，其可以单独显示或以连续动态播放的形式动态显示。

数字乳腺体层合成摄影摆位要求同上：摄影前告知受检者设备会发出声音和 X 射线管部分会移动，嘱受检者不要紧张、不要躲避、不要移动身体。

（一）CC 位

CC 位数字乳腺体层合成摄影体位设计同二维乳腺 CC 位摄影，使受检者保持稳定、舒适姿态；适度压迫乳腺；将设备调整至 3D 或 DBT 状态（图 5-64）；将 X 射线管置于起始位；控制台选择摄影参数（图 5-65）；按下曝光键，摄影平台固定不动，X 射线管从起始位运动到对侧终止位（如右乳 CC 位 3D 摄影 X 射线管由右乳内侧向外侧运动，见图 5-66），运动中连续曝光，获得系列不同角度的影像，经重建生成体层合成图像（图 5-67）。

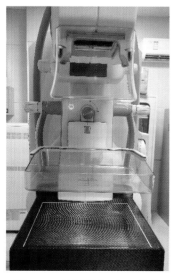

图 5-64　选择调整至 3D 状态

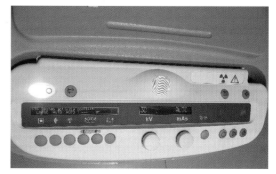

图 5-65　曝光参数控制

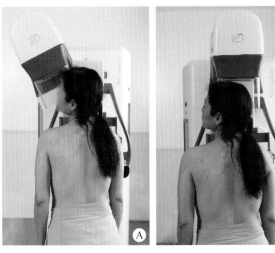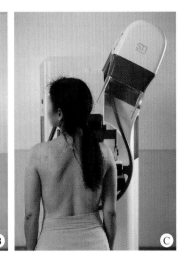

图 5-66　CC 位 X 射线管位置

A. 曝光起始 +12.5°；B. 曝光中的 0°；C. 曝光结束 −12.5°

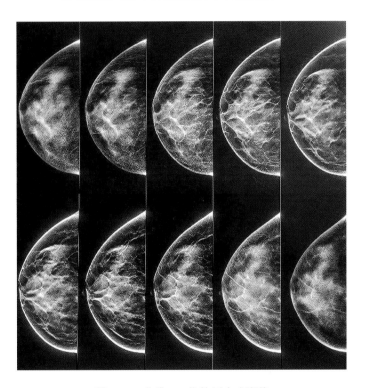

图 5-67　右乳 CC 位体层合成影像

（二）MLO 位

MLO 位数字乳腺体层合成摄影的体位设计同二维乳腺 MLO 位摄影，使受检者保持稳定、舒适姿态，适度压迫乳腺，将设备调整至 3D 或 DBT 状态；将 X 射线管置于起始位；控制台选择摄影参数；按下曝光键，摄影平台固定不动，X 射线管从起始位运动到对侧终止位（如右乳 3D MLO 位，X 射线管由右乳外上向内下运动，如图 5-68 所示），运动中连续曝光，获得系列不同角度的影像，经重建生成体层合成图像（图 5-69）。

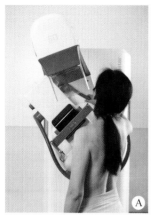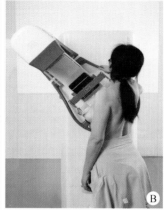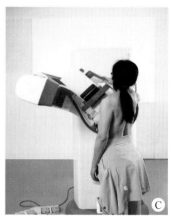

图 5-68　MLO 位 X 射线管位置

A. 曝光起始 +12.5°；B. 曝光中的 0°；C. 曝光结束 –12.5°

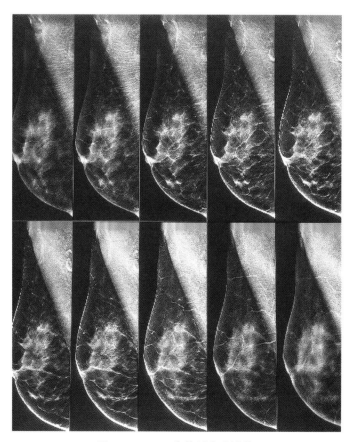

图 5-69　MLO 位体层合成影像

四、特殊体型的摄影技巧及注意事项

（一）胸部特殊体型

1.胸部术后　注意压迫力度及部位。

2.胸廓后仰　受检者前倾。

3.胸廓前倾　受检者挺腹、后仰。

（二）乳房形态与摄影的关系

1.体型肥胖　体型肥胖者的皮下脂肪较多，腹部前挺，胸部、肩部后倾。斜位摄影时注意嘱受检者身体略向前倾。

2.体型瘦小　体型瘦小者的腺体组织较少，易耸肩。轴位注意肩部和头部闪离照射野。

3.乳房下垂　大多乳房松弛，轴位压迫时乳头在腺体上方，易与腺体重叠，需向前牵拉乳头或由上向下旋转乳房，使乳头不与腺体重叠，注意不要形成皱褶。

4.乳房上翘　乳房上方紧致，轴位压迫时上部组织容易脱离压迫器，可适当抬高压迫器。

5.乳房偏外　内侧组织较少，受检者内旋身体，尽可能多地包括组织。

6.乳头上翘　大多伴随乳房上翘，乳房上方紧致，轴位压迫时上部组织容易脱离压迫器，乳头重叠在乳房上，可适当抬高压迫器或向下旋转腺体。

7.乳头偏下　大多伴随乳腺松弛、下垂，轴位压迫时乳头隐匿在腺体组织下方，可向上旋转腺体组织，牵拉出乳头。

8.乳房较小

（1）乳房皮肤紧致：轴位压迫组织较少，可加照侧位。

（2）乳房皮肤松弛：组织较薄，需注意摄影参数。

9.乳房较大

（1）乳房皮肤紧致：乳腺巨大、表面紧致，轴位、斜位平铺超过摄影平台，对于乳腺下缘至腋前线超长者，可进行分段摄影；密度较高者，需增加摄影参数。

（2）乳房皮肤松弛：乳腺巨大松弛，轴位、斜位平铺超过摄影平台，压迫时易起皱褶；可分段摄影，降低摄影参数。

五、可触及的乳腺病变摄影技巧

1.乳房触痛　有急性炎症或皮肤溃疡等，受检者对痛觉敏感的，可以请临床医生给予药物干预，减低压迫力度或择期检查。

2.实性肿块　质地坚硬，注意压迫力度。

3.囊性肿块　有压缩性弹性，注意压迫力度。

4.病变（肿块）移动性差　注意将肿块牵拉进入照射野。

5.病变（肿块）移动性强　压迫时注意手法控制，确保肿块在照射野内。

6.病变（肿块）位置

（1）乳晕区：区分与乳头的关系。

（2）腋窝：加照腋窝位。

（3）腋尾区：加照局部位。

（4）病变靠近内侧：加照乳沟位、外内侧位。

（5）病变靠近外侧：加照外侧局部位、外侧头尾位、内外侧位。

（6）病变紧贴上胸壁：加照侧位。

六、乳头、皮肤变化相关摄影技巧

1. 生理性乳头凹陷   可牵拉出乳头者正常摄影，不能牵拉出来者保持乳晕区处于切线位。

2. 病理性乳头凹陷   乳晕区处于切线位。

3. 皮肤凹陷   加照局部切线位。

4. 皮肤局部增厚、变硬   压迫不均，加照局部切线位。

5. 压迫乳头溢液   清除乳头表面及摄影平台上溢液。

6. 皮肤表面痣、疣   皮肤表面结节或肿块，较大者可在乳腺 X 射线影像中显示，易造成乳腺内肿物的假象。摄影时尽量使其处于轮廓外，并与诊断医师积极沟通，告知其相关情况。

7. 放疗后表面皮肤   灼伤、硬化、肿块缩小致皮肤被牵拉，表面不平。

8. 化疗后表面皮肤   硬化、肿块缩小致皮肤被牵拉，表面不平。

9. 皮肤损伤、皮炎   注意清洁，损伤严重者慎重评估。

七、乳腺术后摄影技巧

（1）乳腺切除术后

1）局部切除术后，缝合线未拆除，切口未愈合，采用择期检查或低压迫。

2）局部切除术后形成瘢痕或全部切除术后残余组织，注意压迫力度，采用特殊体位。

（2）隆胸术后

1）隆胸术后（假体植入）植入物摄影：注意压迫力度适度，对于团块性置入物，不要压迫过度使之破裂；曝光量适度加大，可更换靶面，改用手动曝光方式。

2）隆胸术后（假体植入）乳腺腺体摄影：注意推移植入物，降低曝光参数。

3）植入物破裂：轻度压迫。

（3）静脉港、心脏起搏器植入术后摄影。对于胸前壁置有静脉港或心脏起搏器者，压迫时尽量避开，以免压迫损坏；如必须压迫，要降低压迫力度，勿使其损坏。对于中心静脉置管的受检者，压迫时注意不要过度牵拉，以免给受检者带来不适。

（4）乳腺穿刺活检后建议 24 小时后再行乳腺 X 射线摄影检查。

（5）定位导丝置入后摄影。与定位导丝长轴呈垂直位摄影，观察定位导丝置入端情况（图 5-70 ～图 5-72）。

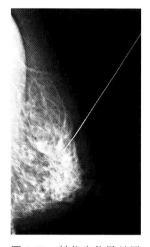 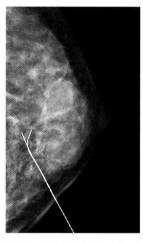 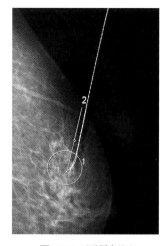

图 5-70 轴位定位导丝置　　图 5-71 侧位定位导丝置　　图 5-72 测量标记
入，侧位摄影验证　　　　　入，轴位摄影验证　　　1. 标识勾画感兴趣区域的圆圈；
　　　　　　　　　　　　　　　　　　　　　　　　　2. 标识导丝远端到皮肤表面的直线

八、乳腺 DR 摄影参数优化

1. 影响乳腺密度的主要因素

（1）体重：乳腺密度随着体重增加而减少。

（2）年龄：乳腺密度随着年龄增长而减少。

（3）服激素史：长期服用雌激素的受检者，乳腺密度较高。

（4）乳腺增生史：有乳腺增生史的受检者，乳腺密度较高。

2. 影响两侧乳腺密度不对称的主要因素

（1）图像质量。

（2）腺体的重叠。

（3）先天变异。

（4）病理因素。

3. 参数优化的具体内容

（1）根据受检者年龄、体重、生理状况、病史、乳房大小及硬度等因素，选取摄影条件。

（2）器官程序设置了 3 种靶 / 滤过（Mo/Mo、Mo/Rh、W/Rh）模式和 4 组不同管电压值的 AEC 模式。

（3）乳腺 DR 采用钨 / 铑组合，平均腺体剂量明显降低（2mGy 以下），图像对比度明显提高。

（4）乳腺 DR 平板探测器空间分辨力一般在 5 ～ 7.14lp/mm。

（5）定期对乳腺 DR 进行探测器校准和图像可见对比度检测。

九、数字乳腺 X 射线影像的阅读策略

数字乳腺 X 射线影像的观察需要高质量的图像阅读、处理软件和高分辨力的显示器。

借助图像处理软件的对比度、亮度调节，图像放大、测量、密度测算等功能，实现对图像的全方位、深度阅读。通过PACS等网络，连接数据库，可以调阅受检者历史资料和跨学科资料，以完善诊断。

同一受检者可能有多个病变，在发现一个后，其他病变不论是在同侧还是对侧，很容易被漏掉。在阅读乳腺图片时建议使用固定顺序的方法系统观察。

（1）调阅病例，阅读申请单，核对信息。

（2）调阅影像，正常情况下，应将两侧乳腺相对称的MLO位和CC位图像背对背呈镜像悬挂。左乳房的照片放在观察者的右侧，而右乳房的放在左侧，双侧乳腺显示的腺体组织分布对称，好像观察者正面对受检者，这是观察乳腺X射线影像的习惯性摆放位置。

（3）评价摄片技术质量，观察影像，确认摆位、压迫、曝光条件是否合适；是否有因受检者身体状况（胸部畸形、术后，胸部起搏器、静脉港、中心静脉导管置入，乳腺假体植入，肩周炎等）导致摆位不理想。

（4）评价图像的可分析性，乳腺X射线影像的可分析性依赖于腺体与脂肪组织的比例，脂肪较多的乳腺图像更容易探查到一些改变，根据乳腺位置形态、图像对比度和空间分辨力等，将乳腺X射线影像划分为良好、中等、较差，意味着阅读难度和诊断信心不同。摄影位置不当、病变区域未包含、图像质量较差会严重影响诊断。

（5）对称性观察，从远处对比观察两侧乳腺，可以提高不对称结构的检出率；一般从上到下逐段区域对比观察X射线影像有助于对细微变化的检查；排除正常变异的不对称，可发现乳腺不对称密度、结构扭曲、乳腺实质轮廓的改变、钙化等。

（6）分析每一个检出的病变。乳腺内病变影像可分为以下七类。

1）肿块：形态、边缘、密度、大小、位置。

2）钙化（微小或粗大钙化）：形态、分布、位置。

3）结构扭曲、紊乱：有无伴随微钙化等征象、位置。

4）不对称致密：有无伴随微钙化等征象、位置。

5）皮肤改变：有无皮肤增厚、凹陷。

6）淋巴结：大小、数量、密度、实心或空心。

7）术后瘢痕、填充物等。

（7）数字化影像观察时借助放大工具，薄层、厚层逐层观察。

（8）对乳腺X射线影像要多方位观察，以期达到三维立体诊断思维。

第五节　乳腺标本摄影

乳腺标本摄影包括乳腺手术切除物摄影和乳腺穿刺活检组织条摄影。乳腺手术切除物摄影：主要用于观察乳腺定位导丝置入后，手术切除物内微钙化区域是否完整，包括定位导丝头端，需要与术前摄影对比；乳腺穿刺活检组织条摄影：主要观察组织条内是否有钙化灶。

一、乳腺标本 X 射线机

乳腺标本摄影使用数字乳腺 X 射线机和乳腺标本 X 射线机两种。

乳腺标本 X 射线机由 X 射线摄影箱（仓）和控制系统组成，体型较小，可以移动，其射线装置和探测器在摄影箱（仓），关闭舱门后，对外无辐射污染，无须屏蔽（图 5-73）。

二、乳腺标本摄影技术

（一）乳腺手术切除物摄影方法

1. 标本 X 射线机摄影 将手术标本组织放入自封口式塑料病理标本袋或透明薄膜塑料袋内，并将此袋放置在标本 X 射线机摄影台上进行摄影（图 5-74、图 5-75）。

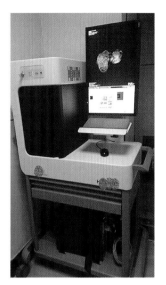

图 5-73 标本摄影机

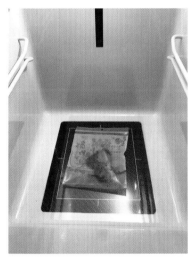

图 5-74 标本摄影机箱体内部

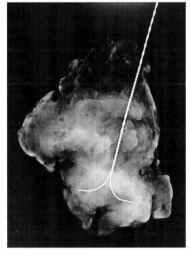

图 5-75 乳腺标本 X 射线影像

2. 数字乳腺 X 射线机摄影 将手术标本组织放入自封口式塑料病理标本袋或透明薄膜塑料袋内，并将此袋放置在数字乳腺 X 射线机摄影台上进行摄影（图 5-76），给予适当压迫，使其平展进行摄影。手动曝光，采用低电压、低曝光量摄影（图 5-77），缩小照射野。推荐曝光参数：22 ～ 25kV，16 ～ 20mAs。

（二）乳腺穿刺活检组织条摄影方法

将标本组织条平放在摄影台上进行摄影（图 5-78、图 5-79）。手动曝光，采用低电压、低曝光量、小照射野摄影（图 5-80）。做好编号记录。摄影完毕，将标本组织条放入载有福尔马林固定液（1.5ml）的离心管内送病理科（图 5-81）。推荐曝光参数：25kV，8mAs。

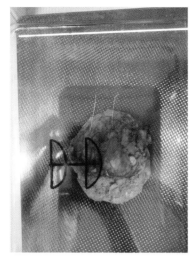

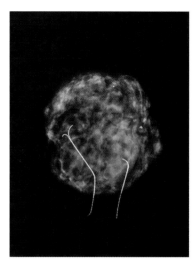

图 5-76　将标本组织放置于摄影平台上　　图 5-77　　标本组织 X 射线影像

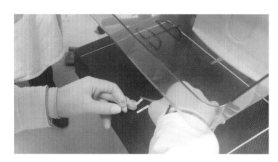

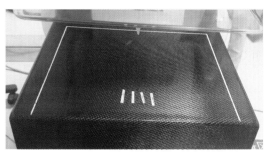

图 5-78　摆放标本组织条　　　　　　图 5-79　　标本组织条

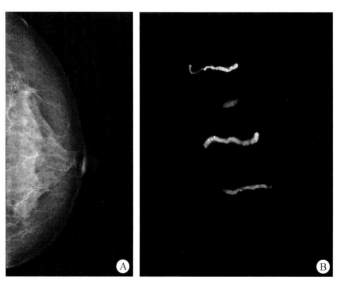

图 5-80　低电压、低曝光量、小照射野摄影

A. X 射线影像显示微钙化；B. 对乳腺微钙化进行穿刺活检取材

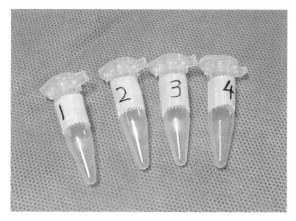

图 5-81　将标本组织条放置于离心管内

第六节　乳腺导管造影

乳腺导管造影又称为管腔造影，即选择性地将造影针插入一个或多个乳管后注射对比剂以增加导管内外结构的对比，从而辅助显示乳腺导管结构。

一、适　应　证

血性导管乳头溢液（出血测试阳性或细胞学证据）。

二、检　查　技　术

（1）清洗、消毒乳头。

（2）确定排放管口，用适当的压力抽出乳头溢液（放大镜）。

（3）用钝头的造影针插入排放溢液的乳管并与充填对比剂的注射器连在一起（图 5-82）。

（4）轻度回抽注射器，抽取导管、注射管道中的气体。

（5）缓慢注入 0.5 ～ 2ml 水溶性碘对比剂，小心避免气泡。

（6）用液体绷带喷乳头。

（7）行 CC 位和 ML 位乳腺 X 射线摄影（图 5-83）。

（8）用手仔细从乳房内挤压出对比剂。

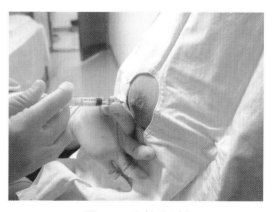

图 5-82　注射对比剂

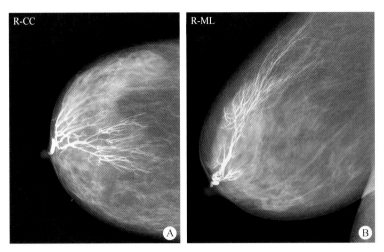

图 5-83　乳导管造影 X 射线摄影
A. 右乳 CC 位乳导管造影 X 射线影像；B. 右乳 ML 位乳导管造影 X 射线影像

正常乳导管造影的 X 线表现为乳腺导管壁光滑，可见沿乳房基部导管分布并趋于细小的分支导管。常见乳导管病变的 X 线表现为充盈缺损、阻塞、导管扩张、走行僵直等。

三、注意事项

（1）病变导管选择正确。
（2）注射前抽尽溢液、排空气泡。
（3）针头不宜过深，避免刺破导管。
（4）注意注射压力。

四、并发症

（1）导管迷走神经反应。
（2）对比剂外渗。
（3）感染。

第六章　数字乳腺X射线摄影技术的特殊检查

第一节　数字乳腺体层合成摄影

传统的乳腺X射线摄影、全视野数字化乳腺X射线摄影（FFDM）局限于将乳腺的三维信息投照在二维图像上，受腺体与病变重叠的影响，对病变的诊断效能减低。数字乳腺体层合成是近年来兴起的数字乳腺X射线摄影新技术。它通过X射线管以弧形移动，在多个角度下曝光摄影，获得受检侧乳腺多个角度下的影像，然后利用这组多个角度的乳腺二维影像数据重建出一系列高分辨力的体层图像，可单独显示或以连续动态播放的形式显示。每一次曝光剂量相对较少，整体剂量与传统乳腺X射线摄影的剂量相当。

一、数字乳腺体层合成摄影发展史

数字乳腺体层合成（DBT）的成像原理早在20世纪30年代就已被发现，直到2006年DBT开始用于乳腺检查，国际上于2011年出现可应用于乳腺DBT检查的设备，我国于2013年逐步装机，近几年我国逐步开始研发。各个设备制造厂商的DBT技术略有差异，目前在平板探测器大小、靶面、扫描方式（阳极步进式、连续曝光式）、扫描角度、重建算法等方面各有不同。

二、数字乳腺体层合成摄影数据采集模式

数字乳腺体层合成摄影在数据采集的实现模式上可分为以下几种。

1. 探测器运动模式　探测器会随着X射线管的运动而做相应运动。采用这种方式最大限度地保证了整个乳腺组织在每个角度的乳腺二维影像中都能被显现。

2. X射线管运动模式　在X射线管转动曝光过程中，平板探测器固定不动。这种方式可能会在大角度下不能将整个乳腺组织的影像数据完全采集到。数据采集过程中X射线管不停顿地连续转动，采用这种方式要求每次X射线曝光时间短，以避免图像模糊；X射线管间断地转动，这种方式则要求X射线管曝光时，机架必须完全静止，不能有振动，否则也会引起图像模糊。

（1）X 射线管转动角度：目前市面上各生产厂家的该指标有较大区别，如西门子设备，当角度采集时其 X 射线管转动角度范围可达 50°；其他如 GE 等厂家的设备，其 X 射线管转动角度多为 15°～25°。以大的角度范围采集，可以使重建图像中结构分离的效果更好，更有利于发现致密乳腺中的肿物。但是，随着分离程度的增加，也会使原本成簇的钙化分散显示在不同的层面上，从而削弱对微钙化群的正确评价。

（2）影像采集：包括连续采集和步进采集。连续采集指 X 射线管与探测器在影像采集过程中连续顺畅移动，拍摄较快，由于运动模糊，图像分辨力稍低；步进采集是指 X 射线管在每一个曝光角度停顿 - 曝光，耗时稍长，但图像更锐利。现在大部分设备采用步进采集方式。在采集过程中 X 射线管的运动按一定的方向进行，从起始位置开始运动、曝光，到终止位停止曝光。一般曝光 9～25 次（图 6-1）。旋转的角度与图像的锐利度和分辨力有关，X 射线管旋转的角度越大，获得的断层信息越多，图像的分辨力也越高。小的旋转角度可以提高图像的锐利度。同时加大曝光角度会导致曝光次数和曝光时间增加，进而引起辐射剂量的增加和检查时间的延长。目前资料显示，带有 DBT 功能的乳腺机的辐射剂量均符合美国 FDA 的相关规定。

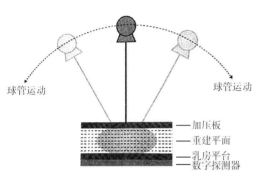

图 6-1   DBT 摄影原理

（3）图像采集重建：在获得了这些将乳腺中不同高度（以平板探测器台面到加压板的距离计算）的组织结构分开的图像数据后，依一定的重建算法对这些数据进行重建，得到突出显示乳腺某一层面的体层合成图像。重建算法较早采用的是反投影法。新一代数字乳腺 X 射线摄影系统则应用了迭代算法，其数据收集能力进一步加强，提升了信噪比，降低了辐射剂量。乳腺体层合成图像可以分为薄层显示和厚层显示两种显示模式。体层重建间隔多为 0.5mm 或 1mm；厚层图像一般以 10mm 层间距进行重建（10 个 1mm 薄层或 20 个 0.5mm 薄层重建），薄层图像是以 0.5mm 或 1mm 层间距重建出的乳腺体层合成图像。图像的层数和乳腺的压迫厚度有直接关系。

乳腺体层合成图像可以像 CT 重建的体层图像一样连续显示，供临床医生浏览、诊断。

（4）体层合成图像的排序编号：一般以靠近平板探测器一侧的皮肤为首层开始计数，便于诊断医师进行定位。

三、数字乳腺体层合成摄影图像优势

1. 分离重叠腺体组织　　DBT 摄影可将乳腺中不同高度的组织结构分开，使得病变，尤其是致密型乳腺中的隐匿性病灶、结构扭曲病灶、密度不均匀区域、肿块等被清晰展示。体层合成图像为三维成像方式，对病变在乳腺组织中的定位更为精确。

2. 钙化显示　　是乳腺 X 射线检查的最大优势，其 X 射线征象与病灶良恶性密切相关。DBT 在评估微小钙化方面与数字乳腺 X 射线摄影具有相同性能，并无特殊优势。

Tagliafico 等发现 DBT 会漏掉一些恶性及高度恶性风险的钙化簇，这是因为对于微钙化良恶性的判断需要同时结合钙化形态及分布特征进行分析，DBT 是体层合成图像，薄层图像对于钙化的空间分布往往显示欠佳。因此在临床工作中，对于成簇微钙化的研究往往需要结合二维乳腺 X 射线摄影进行观察。Clauser 等认为 DBT 对于钙化的显示与 X 射线管的旋转角度有关，广角 DBT（X 射线管旋转角度为 50°）对于钙化的显示和钙化特征的描述与 FFDM 相当。

四、乳腺体层合成图像显示和打印排版

1. 浏览图像　诊断医师在 PACS 系统浏览图像，一般先进行二维图像双侧对比观察，然后进行厚层体层图像的双侧对比观察，发现感兴趣区再进行单系列薄层逐层浏览，以便更好地观察病变。诊断医师在此过程中需要浏览大量的图像。

2. 打印胶片　乳腺体层合成图像在打印时因重建的薄层图像数目较多，无法在胶片上全部进行打印，在打印胶片时使用 35cm×43cm 的胶片，选择 2×4 分格的打印模式，每名受检者打印两张胶片，同侧乳腺的 CC 位和 MLO 位打印在一张胶片上，在打印时首先选择一张二维图像，再根据受检者的情况和诊断医师的报告中描述最佳显示层面的情况选择相对应的三幅厚层图像；单个病灶时选择显示最佳层面上下各一层；多病灶时按照报告描述选择层面；有微钙化的，最后打印一幅二维、局部放大、显示微钙化较佳且能显示位置的图像。打印格式具体见第二章第二节"七、胶片冲洗与数字图像打印"。

五、数字乳腺体层合成摄影质量控制

乳腺 DBT 摄影时其基本操作、体位摆位和常规质量控制要求与常规乳腺二维摄影一致，但是乳腺 DBT 由于是体层图像对乳腺的压迫厚度的要求没有二维乳腺摄影那么高，压迫力度较小、乳腺较厚时不会影响乳腺图像的质量，但是曝光剂量会有所增加。同时要注意到压迫力度较小时要控制呼吸，以减少运动伪影的产生。由于 X 射线管运动的缘故，DBT 图像对于乳腺内、外侧的显示范围不如常规的二维乳腺摄影，在摆位时要注意下颌、肩部在 X 射线管位于不同角度时是否投影在乳腺组织内，避免出现不合格的图像。

在进行乳腺 DBT 摄影时因部分摄影角度为斜位摄影，技师为受检者摆位时应将受检者的受检侧的肩部和对侧的乳腺等组织移至投照视野以外，应注意这样做有可能会将投照侧乳腺的外侧部分漏掉，尤其是小乳房受检者表现得更为明显。

在日常操作中对于小乳房受检者可采用侧位和斜位进行 DBT 以减少病变遗漏的情况。在进行乳腺摄影时要根据受检者的身体状况和乳腺病灶的位置选择合适的体位进行摆位。在摆位时要考虑到机头摆动角度的问题，要让机头摆动范围内无阻挡物，同时在投照视野范围内无其他组织遮挡。

第二节 对比增强乳腺 X 射线摄影

对比增强乳腺 X 射线摄影（CEM）是在数字乳腺 X 射线摄影基础上结合静脉注射对比剂的一项新兴的乳腺成像方法。由于肿瘤细胞代谢活跃，肿瘤生长过程中周围及瘤体内有大量新生血管，这些血管内皮间隙大，渗透性高，注射碘对比剂后导致肿瘤间隙碘对比剂沉积，这个过程使肿瘤的对比增强。乳腺各种组织的 X 射线衰减特性不同，尤其是腺体组织和脂肪。为显示乳腺中碘摄取，在数字乳腺 X 射线摄影技术的基础上研发了对比增强乳腺 X 射线摄影。

一、对比增强乳腺 X 射线摄影原理

1967 年 Feldman 等对 11 名患者进行乳腺血管造影以探究肿瘤的血管生成，这项技术需要在大动脉插管后注射碘对比剂，观察病灶内碘的浓度变化。该技术的缺点为辐射剂量高、检查耗时长，仅能检查直径大于 1.5cm 的大病灶。1985 年瓦特首次使用时间减影技术获得强化的乳腺 X 射线图像。在注射对比剂前采集乳腺图像，称为掩模像。注射对比剂后采集强化图像，增强后图像分别减去掩模像可得到含碘的强化信号。理想情况下，两幅图像在相同的位置获得，将图像相减可完全消除脂肪和腺体组织。但实际上，这两次摄影间隔几分钟，图像的运动伪影较大，且一次注射对比剂仅能对一侧乳腺成像。该方法需要长时间压迫乳腺，受检者不舒适，且运动伪影产生概率较大。2003 年 Lewin 首次将双能量减影应用于临床，克服了上述限制。在不同的 X 射线能量下快速连续进行两次图像采集，将两幅图像进行后处理得到含碘图像。

双能量减影的物理基础是碘的 K 缘效应。碘的 K 缘是 33.2keV，能量略高于 K 缘的 X 射线很容易被碘原子吸收，而低于 K 缘的 X 射线不易被吸收。两次曝光的时间间隔很短，受检者的运动伪影被最小化。低能图像不能捕捉到乳腺中与碘含量有关的信息，与标准数字乳腺 X 射线摄影（DM）图像类似，且低能图像显示微钙化的效果更好，因此可以替代二维乳腺 X 射线摄影。高能图像不用于诊断，仅用于产生减影图像。CEM 通过对高、低能图像进行对数变换及加权，使用减法计算得到减影图像（图 6-2）。主要包括 3 个步骤：①使用自然对数对图像进行对数变换；②将对数变换的低能图像乘加权因子；③对数变换后的高能图像与对数变换后的低能图像进行减法运算。

CEM 是通过上肢静脉注入碘对比剂后，利用碘的 K 缘效应进行高、低能量曝光，经图像后处理得到低能图和减影图，可在一定程度上反映乳腺病灶摄取碘对比剂的能力，间接反映其血供情况。该技术是利用碘对比剂在高、低能量对 X 射线吸收率方面的差异，通过图像相互减影来突出病灶，减影图像可去除乳腺病灶周围正常的重叠组织，使得高血流灌注区域显示更清晰。

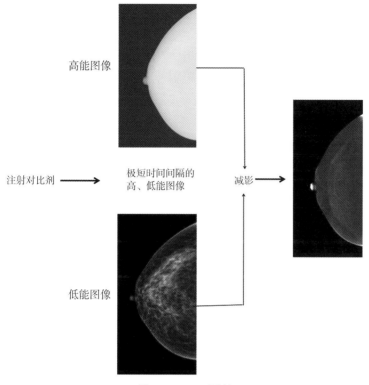

图 6-2　CEM 原理

Senographe Essential 数字乳腺 X 射线机除常规钼 / 铑滤过滤过能量外，增加了铜滤过，以传递 33.2keV 以上的能量。低能图像采用的管电压为 26 ～ 31kV，与数字乳腺 X 射线摄影相似，图像与数字乳腺 X 射线图像相仿；而高能图像管电压范围采用 45 ～ 49 kV。

二、对比增强乳腺 X 射线摄影的临床应用

1. 适应证

（1）乳腺实质内异常，有无肿块及肿块性质，乳腺结构扭曲、不对称致密或可疑的微钙化病灶。

（2）术前评估乳腺病灶数目。

（3）新辅助化疗疗效评估。

（4）致密性乳腺良、恶性病变的鉴别。

（5）保乳术后复查。

2. 禁忌证　严重的肾功能损害、孕妇、有对比剂过敏史及硅胶植入受检者。

3. 注意事项　CEM 检查前签订知情同意书。此项检查要求空腹 2 小时以上。CEM 检查后，嘱受检者多饮水并观察 30 分钟以上，以确定有无含碘对比剂的迟发过敏反应。应将对比剂放入恒温箱保存，减少因温度过低造成的过敏反应。同时在检查室内应配备相应的急救设备和药品，以便受检者出现过敏反应时及时得到救治。

三、对比增强乳腺 X 射线摄影操作流程

（1）选择对比剂，一般选用的碘对比剂浓度为 300mg/ml。根据受检者体重计算对比剂的用量，用量为 1.5ml/kg。使用高压注射器注射，注射速率为 3ml/s，压力为 100 ～ 200Psi（1Psi=6.895kPa）。

（2）选择摄影程序。

（3）使用高压注射器自上肢静脉注入碘对比剂（类似于增强 CT 造影）。

（4）摄影采集。注射对比剂后 90 秒左右开始对乳腺进行摆位、压迫。2 分钟时按照顺序进行健侧 CC 位、患侧 CC 位、健侧 MLO 位、患侧 MLO 位摄影，5 分钟内完成双乳 4 个位置的摄影。可根据显示情况在医师指导下进行延时摄影。CEM 时序图见图 6-3。

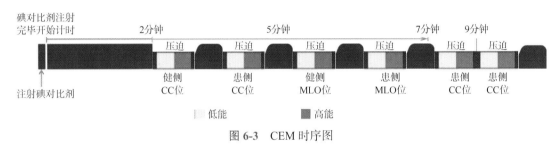

图 6-3　CEM 时序图

四、对比增强乳腺 X 射线摄影的图像打印

一般采用 35cm×43cm 的胶片，2×4 分格打印。打印按照时间顺序进行，打印时可只打印减影图像。打印格式具体参见第二章第二节"七、胶片冲洗与数字图像打印"。

五、对比增强乳腺 X 射线摄影的质量控制

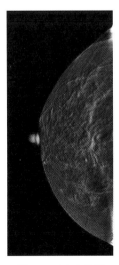 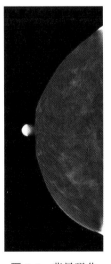

图 6-4　运动伪影　　图 6-5　背景强化

在进行 CEM 摄影时两侧 CC 位和两侧 MLO 位尽可能使用相同的压力进行投照，在进行压迫时压力要略小于正常摄影时的压力。同时，在进行摄影时要做好受检者的心理疏导以克服紧张情绪，可采取坐位进行拍摄，减少因受检者紧张造成的运动伪影（图 6-4）。要能够区分背景强化和运动伪影。同时在进行摄影时由于乳腺设备的 X 射线管的热容量有限，不能在短期内进行多次摄影，以免 X 射线管过热需等待冷却而延误摄影时机，厂家需要改进设备。

CEM 摄影时可出现大面积的背景强化，这与受检者的腺体情况有关（图 6-5）。同时，在压迫时要避免受检者移动，在进行注射对比剂之前应

先查看受检者的二维图像或体层合成图像，确定病变部位，以便进行 CEM 摄影时做到有的放矢。CEM 摄影时因对比剂流入时间短，所以需要在 5 分钟内完成 4 个体位的摄影。尽可能保证图像一次完成。

严格控制对比剂浓度、剂量、注射速度、注射后采集时间等操作。应叮嘱受检者控制呼吸，减少运动伪影。

第三节　乳腺 X 射线引导定位技术的临床应用

一、乳腺 X 射线引导定位技术的分类

乳腺 X 射线引导定位技术主要用于乳腺病变术前穿刺活检（定位器、活检枪、一次性活检针）及定位导丝植入（定位器、乳腺穿刺定位针）的定位。其分类如下。

（一）按照维度分类

按照维度分类分为二维（2 dimension，2D）手动定位穿刺和三维立体自动定位穿刺。前者对机器设备要求较低，只要带有专用有孔压迫板即可，但对医师的操作技术要求较高。后者对机器设备及穿刺器械要求较高，价格较高，可根据实际情况选用。目前临床常用三维立体自动定位技术，二维手动定位技术可应用于乳腺术前定位导丝植入术。

（二）按照设备类型分类

按照设备类型分类分为摄影设备与定位穿刺设备一体型（图 6-6）和配置单独定位穿刺床型（图 6-7）。摄影设备与定位穿刺设备一体型穿刺装置可以采用坐位进行定位穿刺活检或定位导丝植入。配置单独定位穿刺床型的设备可使受检者俯卧在定位穿刺床上进行定位穿刺活检或定位导丝植入。

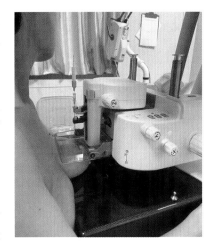

图 6-6　摄影设备与定位穿刺设备一体型的坐位穿刺装置

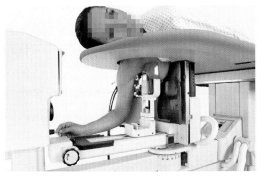

图 6-7　配置单独定位穿刺床型的俯卧位穿刺装置

乳腺定位穿刺活检是利用数字乳腺 X 射线机定位系统、活检枪及一次性穿刺针对乳腺异常组织提取后进行病理检查。对于临床上没有触及乳腺病变，但在 X 射线检查中发现有可疑病变的受检者，进行数字乳腺 X 射线立体定位活检技术的诊断。该方法不仅手术时间短、安全性高、创伤小、并发症少，而且诊断的准确性高，被广泛应用于临床。乳腺穿刺会有疼痛、出血、因紧张致血压波动、

低血糖，甚至晕厥等风险，须告知受检者，并签署知情同意书。机房应备有抢救设备和药品。乳腺 X 射线立体定位能够定位、穿刺活检一次完成，是诊断不可触及的乳腺病变的可靠方法。定位导丝植入是利用立体定位系统、乳腺穿刺定位针进行定位导丝植入以标记手术中心和病变，为临床手术提供标记。

值得注意的是，乳腺术前定位穿刺活检或定位导丝植入对乳腺诊断水平要求较高，必须能够较为准确地确定乳腺内局限性病变的存在，尤其是那些临床不能触及的乳腺病变。穿刺定位、活检的一般进针原则：与胸壁平行进针穿刺，防止损伤胸壁；选择最短进针路径；穿刺路径避开大血管；导丝钩端要钩住病灶或其更深部。因此，这些操作应由有经验的放射医师进行，影像技师直接配合放射医师的工作。穿刺成功后还需病理医师进行细胞学和组织学诊断，乳腺外科医师进行必要的手术切除。乳腺术前定位穿刺活检或定位导丝植入需要放射科、病理科、乳腺外科的密切协作才能取得成功。

临床使用较多的三维定位穿刺活检或定位导丝植入为乳腺摄影设备与三维定位系统一体型，一般受检者取坐位，并使用专用穿刺座椅，以减少受检者移动。另一种单独穿刺床，受检者可取侧卧位或俯卧位，在整个手术过程中，受检者都被稳定地支撑着，手术的进针角度可以通过受检者的微小移动来改变。由于受检者采用俯卧位，受检者看不到活检过程，其价格昂贵，占用的空间大，所以临床使用较少。

二、乳腺术前二维手动定位的定位导丝植入

采用乳腺术前二维手动定位技术进行定位穿刺时，其穿刺针由人工手持操作。

（一）适应证和禁忌证

1. 适应证 在两个投照方位图像上确定乳腺内有临床不能触及的病灶（如结节、钙化），且怀疑为恶性，临床欲进行切除活检，或虽疑为良性，但临床欲进行手术切除的病例。该方法能帮助外科医师准确定位切除不能触及的乳腺病灶，并能帮助病理科医师对切除标本定位活检，尤其对确诊微小乳腺癌并行保乳手术的患者具有重要意义。

2. 禁忌证 有出血倾向的受检者、穿刺局部区域皮肤感染者，以及重度全身性疾病患者。

3. 并发症 基本无并发症，仅个别受检者穿刺针放入过深。

（二）操作前准备

（1）乳腺术前二维手动定位技术需要带刻度尺的 2D 定位压迫板（图 6-8）和 2D 十字线设备（图 6-9）。更换 2D 定位压迫板；拆去面部防护屏，安装 2D 十字线设备。检查准直器灯。

（2）准备穿刺用品，包括照明灯、消毒手套、酒精棉球、敷料、带内芯可弹开金属定位导丝（hook wire）的穿刺针。常用的定位导丝根据其尖端形态分为两种：单钩型定位导丝（图 6-10）和双分叉型定位导丝（图 6-11）。

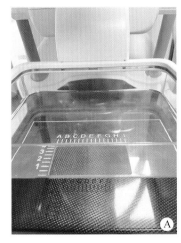
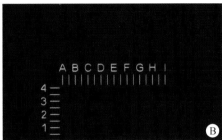

图 6-8　2D 定位压迫板

A. 2D 定位压迫板；B. 2D 定位压迫板的 X 射线影像

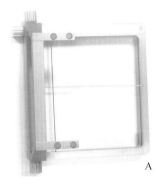
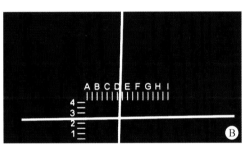

图 6-9　2D 十字线设备

A. 2D 十字线设备；B. 2D 十字线设备的 X 射线影像

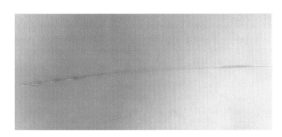
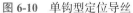
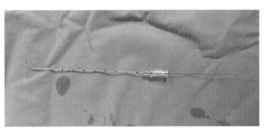

图 6-10　单钩型定位导丝　　　　　　图 6-11　双分叉型定位导丝

（三）操作流程

（1）对病变侧乳腺常规行 CC 位、ML 位摄影，观察病变，确定穿刺进针方向和深度。

（2）消毒 X 射线摄影检查平台（图 6-12）、2D 定位压迫板。

（3）受检者取坐位（有穿刺专用床也可取俯卧位），可垂直位或水平位穿刺。常规皮肤消毒，在选定的方位上用2D定位压迫板压迫乳腺后摄影，获得一幅带标尺的X射线影像。注意：不要使腺体组织旋转，以免穿刺道扭曲。根据标尺显示，确定感兴趣区 X 轴（人体

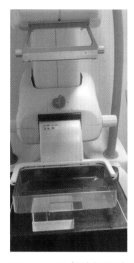

图 6-12 X 射线摄影检查平台

左右方向，用英文字母显示）与 Y 轴（人体前后方向，用阿拉伯数字显示）的数据（图 6-13）。

（4）根据以上获得数据，滑动 2D 十字线设备，打开准直器灯观察，将十字线投影与 X 射线影像感兴趣区重合（图 6-14、图 6-15）。

（5）插入穿刺针时，如有必要应首先对插入点部位进行麻醉。打开准直器灯，然后将针头放置到十字线在皮肤上的阴影交叉点，然后插入穿刺针。将穿刺针放置到合适的位置后，确保十字线的阴影和针口是重合的。深度可参考 CC 位、ML 位数据，推荐可采用压迫厚度的 1/2。

（6）使用 2D 十字线设备上的旋钮将十字线移出视野范围。进行另一次采集来确认穿刺针的正确位置。

（7）扶稳穿刺针，使用手动压迫旋钮缓慢而小心地解除压迫。

（8）可使用有孔的活检压迫板或更换非活检压迫板。

（9）托住乳房，并将乳腺机 C 臂旋转 90°。与穿刺针呈垂直位进行一次采集以检查正确的深度。

（10）根据 2D 定位压迫板标尺指引，调整穿刺针深度，达到要求后，植入定位导丝（图 6-16）。

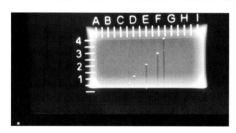

图 6-13 2D 定位压迫板下的模块 X 射线影像，显示压迫板刻度标尺

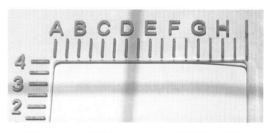

图 6-14 准直器灯下 2D 十字线设备的投影

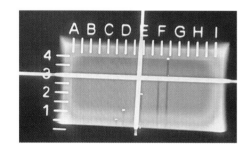

图 6-15 2D 十字线设备的 X 射线影像

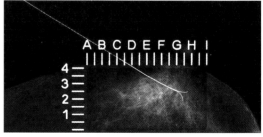

图 6-16 在 2D 定位压迫板引导下植入导丝

三、乳腺术前三维定位的定位导丝植入

（一）适应证和禁忌证

1. 适应证 在两个投照方位图像上确定乳腺内有临床不能触及的病灶（如结节、钙化），且怀疑为恶性，临床欲进行切除活检，或虽疑为良性，但临床欲进行手术切除的病例。该

方法能帮助外科医师准确定位切除不能触及的乳腺病灶，并能帮助病理科医师对切除标本定位活检，尤其对确诊微小乳腺癌并行保乳手术的患者具有重要意义。

2. 禁忌证　有出血倾向的受检者、穿刺局部区域皮肤感染者，以及重度全身性疾病患者。

3. 并发症　基本无并发症，仅个别受检者穿刺针放入过深。

（二）操作前准备

（1）安装、校准定位穿刺系统。

（2）穿刺用品包括照明灯、消毒手套、酒精棉球、敷料、带内芯的可弹开金属定位导丝的穿刺针。常用的定位导丝根据其尖端形态分为两种：单钩型定位导丝和双分叉型定位导丝。

（三）操作流程

（1）对患侧乳腺首先拍摄 CC 位和 ML 位影像，观察病变，确定穿刺进针方向和深度。有经验的影像技师和医师可免去再拍摄 CC 位和 ML 位这一步骤，而在已有的近期乳腺摄影 CC 位和 MLO 位影像上确定穿刺针的进针方向和深度。如病变位置在乳腺外上、内上象限，则采用 CC 位自上向下进针；如在外下象限则采用 LM 位从外向内进针；如在内下象限则采用 ML 位从内向外进针。

（2）消毒 X 射线摄影检查平台（图 6-17）、专用有孔压迫板和常规乳腺压迫板。

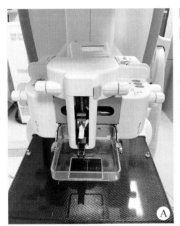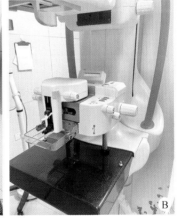

图 6-17　乳腺立体定位器

A. 乳腺立体定位器正面；B. 乳腺立体定位器侧面

（3）受检者取坐位（有穿刺专用床也可取俯卧位），常规皮肤消毒，在选定的方位上将感兴趣区用有孔压迫板压迫乳腺后摄影，获取一幅垂直位 X 射线影像——定位像，确定位置是否准确，并进行参照点定位；在保持压迫状态下将 X 射线管分别向两侧倾斜 15° 摄影，获取两幅不同角度的 X 射线影像。将三幅图像合成在一个视野，形成三位像观察模式（图 6-18）。用小十字线（穿刺标记）在两幅角度影像上选定同一个感兴趣点（钙化或组织结构），选择准确时在定位像上也显示小十字线与同一感兴趣点重叠，如两侧选择不准确，会使穿刺针偏离。

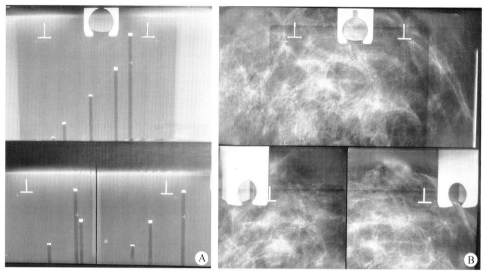

图 6-18　三位像观察

A.模块三位像观察；B.受检者三位像观察

注意：①压力不能太大，以能固定乳腺为原则，通常采用 80 ～ 100N，确定穿刺点；②调节控制台有关程序，使拍摄后压迫板不会自动松开。

（4）定位点选择完成后，选择穿刺类型为定位导丝植入，选择定位导丝型号、穿刺针型号，生成定位数据，发送到定位系统。定位系统根据数据调整穿刺针持位置。生成数据为三维数据，X 轴为左右；Y 轴为前后；Z 轴为上下深度。

（5）消毒穿刺窗口皮肤，安装针道固定器。

（6）放射科医生戴消毒手套，将可弹开金属定位导丝内芯回抽藏匿于针鞘内，垂直进针（图 6-19），进针深度根据穿刺前的测量初步确定。然后，拍摄图像，观察针尖与病灶的位置关系，可做适当调整，确认针尖正对病灶后，植入定位导丝（图 6-20），拔出穿刺针，松开压迫板。

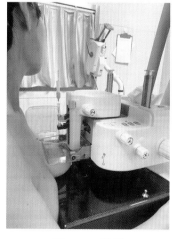

图 6-19　穿刺

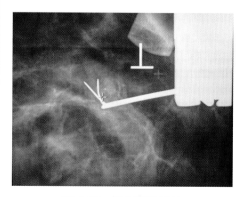

图 6-20　植入定位导丝

（7）将乳腺连同定位导丝退出投照区（注意定位导丝不能移动），换上常规压迫板，改为与刚才投照位置垂直的方位压迫乳腺，投照，核定定位导丝的位置，使定位导丝分叉处位于病灶内（图 6-21）。

操作流程的第 3～5 项可在带有三维立体定位系统的乳腺 X 射线摄影机上进行，对病灶行左、右倾角 15° 的投照后自动计算进针深度，将穿刺针插入预定位置（图 6-22）。

（8）用消毒纱布覆盖露在皮肤上的定位导丝尾部并用胶布固定后送外科行乳腺局部手术。检查后注意事项：强调定位导丝露出皮肤部分应使用清洁敷料覆盖胶布固定，避免定位导丝移动。通常放置定位导丝后立即行外科手术，特殊情况时 24 小时之内必须手术。放射科定位医师应向

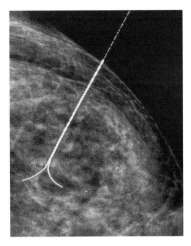

图 6-21　定位导丝定位影像

外科手术医师描述定位深度、方位，便于后者确定最短的活检手术入路。应告知手术医师使用的定位导丝类型，单钩型定位导丝不能在术中向里推送，双分叉型定位导丝应注意避免外拽导致定位导丝移位（过深或滑脱）。

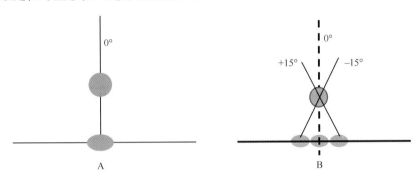

图 6-22　定位示意图
A. 0° 定位示意图；B. ±15° 定位示意图

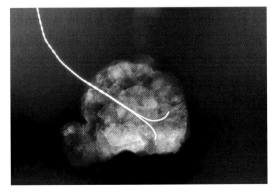

图 6-23　带定位导丝穿刺针标本的 X 射线影像

（9）外科所切除标本（带金属定位导丝）在送病理科行快速切片组织学检查之前，常规行标本乳腺 X 射线检查，目的是观察外科是否切除图像所见病灶，可向手术医师提出相关建议。同时，也可向病理科医师提出最好首先检查标本位置（图 6-23）。

（10）三维立体定位皮肤回弹解决办法，如使用三维立体定位系统行金属定位导丝定位应注意穿刺区域皮肤张力不能太小，理论上穿刺过程中定位导丝到达病灶靶点后，由于皮肤回弹使定位导丝远端实际不到位。解决办法是用有孔压迫板压迫乳腺压力要适当加大，通常应超过二维穿刺时的压力，使皮肤张力加大，减少组织回弹。必要时可根据乳腺

质地和皮肤弹性，在理论进针深度的基础上继续进针3～10mm，使针尖准确到达病灶靶点。动作宜快，乳房加大压迫时间不能太长。

摄片确定针尖到达病灶靶点后释放定位导丝内芯的技巧：①单钩型定位导丝，应首先轻轻将定位导丝内芯向针鞘远端推送，遇阻力时停止推送，然后一手固定内芯，另一手外拔针鞘，注意内芯不能与针鞘同向或相向移动，针鞘拔出后需要X射线摄影留证；②双分叉型定位导丝，首先必须固定针鞘向内推送定位导丝内芯约5mm，摄影确认定位导丝释放定位准确（如果定位不准可回拉双分叉定位导丝内芯入针鞘后再定位），然后用一手固定内芯，另一手外拔针鞘，注意内芯不能与针鞘同向或相向移动，针鞘拔出后行X射线摄影验证，导丝定位端在病变10mm以内。

四、乳腺三维定位穿刺活检

（一）核芯针获取组织活检

1. 适应证和禁忌证

（1）适应证：在乳腺两个不同投照方位图像上怀疑为恶性肿瘤（微钙化、结构紊乱）的病例，可采用乳腺组织穿刺活检。

（2）禁忌证：有出血倾向的受检者及穿刺局部区域皮肤感染者。

（3）并发症：局部出血及血肿形成。

2. 准备物品　包括照明灯、消毒手套、酒精棉球、敷料、乳腺专用活检枪（带有凹槽的穿刺针）、弯盘（放置标本用）、离心管等。

3. 三维立体定位系统的检查程序

（1）对病灶首先行沿穿刺路径最短方向的投照方位（如头尾位、内外侧位或外内侧位）摄影、校正。

（2）在此方位基础上分别倾角±15°投照，选取穿刺目标点（病灶），计算机自动计算进针深度后，机架恢复至穿刺路径最短方向的投照方位状态。

（3）对穿刺点皮肤消毒、局部麻醉，皮肤做5～7mm切口，将乳腺专用的具有钻取或截取组织的活检针安装到穿刺架上，经切开的皮肤切口穿刺至目标病灶，再分别倾角±15°投照确定穿刺针针尖准确到达目标点，获得乳腺病灶组织（真空核心钻取活检至少应向病灶靶点上、下、左、右4个方向取材），将组织条行X射线摄影以验证。

（4）对标本按方位编号后送病理科行石蜡切片组织学检查。

（5）对于微小病灶，为避免活检去掉钙化或小结节等病灶标志，活检结束穿刺套针拔出之前，可放入专用的物理化学性质稳定的金属标志物，便于在活检病理报告为乳腺癌时进一步行乳腺摄影引导下的术前穿刺定位，由外科扩大切除病灶。

（6）活检手术结束应对乳房局部加压包扎、卧床观察6小时，无异常24小时后方可解除临床观察。

由于精度的关系不推荐使用乳腺X射线机二维定位方式进行核心钻取组织活检。除非对大乳房活检截取组织区域远离其下方的乳腺机摄影平台，否则，应禁用乳腺X射线摄影机手动二维定位方式进行扳机式活检枪穿刺活检，原因是定位精度不够，更危险的是可能击穿乳房及误伤其下方的平板探测器。

4. 检查后注意事项　活检后若确定为乳腺恶性肿瘤，应尽快手术，并进行必要的化疗和放疗，降低因损伤局部血管、淋巴管造成肿瘤转移的可能性。

（二）真空辅助旋切

1. 适应证

（1）常规核芯活检失败。

（2）常规核芯活检不能获得确诊的病理诊断。

（3）微小病变全切术。

2. 工作原理　在 X 射线立体定位引导下，利用真空吸引和旋切技术，准确获取足量组织（10 ～ 20 条粗 3mm、长 20mm 组织条）。除具备定位功能的乳腺 X 射线机外，还需配备专用乳腺旋切系统，其主要由旋切刀手柄、控制主机、真空抽吸泵三大装置组成。也可在患侧乳房皮肤上切一 1 ～ 3mm 切口，将探针穿刺至乳腺肿物部位，通过负压吸引旋切，将肿物切除。

五、乳腺 X 射线引导定位技术进展

随着乳腺 X 射线摄影设备的不断进步，乳腺 X 射线引导下穿刺定位活检技术也有了新的进展，如 DBT 引导下和 CEM 引导下定位、穿刺活检。

（一）DBT 引导下定位、穿刺活检（又称 3D 活检）

拍摄 DBT 图像确定疑似病灶位置，主要是针对临床上常规 X 射线摄影不易定位的乳腺隐匿性病变（如致密性乳腺中的肿块或微小钙化），只需一次 DBT 采集便可准确定位病灶靶位。与传统的三维穿刺相比，减少了投照的次数，减轻了受检者的辐射剂量，也降低了影像技师的工作量，同时由于 DBT 的投照角度越大，获得的图像信息越多，理论上来说其定位的准确性也就越高。当确定检验感兴趣区在穿刺体积投影内部后，将感兴趣区进行明确的标记，标记后的区域自动显示在 3D 平面视图内。当定位了感兴趣区后，其坐标信息将被发送至活检定位器，用来精确定位一个合适的穿刺点以执行穿刺检查或术前定位（图 6-24）。如果感兴趣区位于活检区域外部，则释放压迫、重新定位受检者并发送穿刺点数据，将活检定位器移至靶位，查看采集的图像按需打印、发送、存档。

DBT 引导下定位、穿刺活检与定位导丝定位的临床操作流程如下。

1. 操作前期准备

（1）检查前，对设备执行消毒和灭菌工作。

（2）检查前，根据质量控制手册所述执行活检精度测试。

（3）执行每位新受检者前，务必彻底清洁、消毒与受检者接触的设备表面。

（4）设置要使用的活检设备和穿刺针。

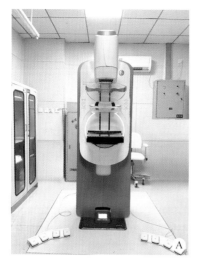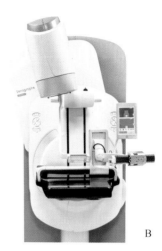

图 6-24 定位装置

A.配置 DBT 定位乳腺机；B.安装定位装置（整机观）

注意事项：做好充分准备，在进行穿刺活检之前，需要完善相关检查，制订合理的穿刺计划，避免出现严重并发症。进行穿刺活检时需要正确选择穿刺的位置，避开大血管及浅静脉，可有效避免穿刺针损伤血管而造成局部血肿或者出血。

2. 系统准备

（1）据所选穿刺（垂直 / 水平）方式，准备活检定位器配置。

（2）启用安全距离模式。

3. 开始检查

（1）选择受检者信息，开始活检。

（2）受检者摆位，压迫乳房，确保将感兴趣区在垂直活检盘孔下方或在水平活检盘标记之间。

4. 进行第一个 3D 曝光检查

（1）选择 AOP 模式或手动曝光模式。

（2）持续按住曝光按钮，直至"终止曝光"蓝色指示器变亮，发出蜂鸣声。

（3）检验感兴趣区是否在穿刺区域投影内部。

5. 定位穿刺

（1）选择所需穿刺针和活检设备。

（2）在 Z 轴上进行平面标记。

（3）添加靶位，在平面上标记病灶（图 6-25）。

6. 发送穿刺点数据，将活检定位器移至靶位

（1）检查弹射后安全，必要时更改穿刺针和活检设备。

（2）发送靶位信息。

（3）对乳房皮肤进行清洗 / 消毒。

（4）移动活检定位器到达靶位。

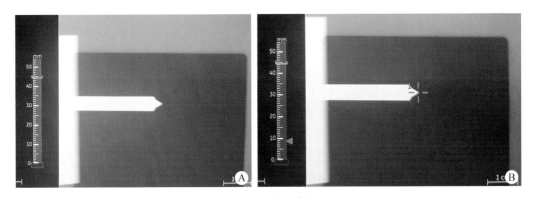

图 6-25　标记病灶

A. 模块 DBT 影像 Z 轴平面定位图；B. 在模块 DBT 影像 Z 轴上进行平面标记

7. 执行穿刺

（1）选择活检设备，安装设备适配器。

（2）根据所选穿刺方向（垂直或水平）及活检设备类型，如真空辅助活检（vacuum-assisted biopsy，VAD）、核芯针活检（core biopsy，CB）、定位导丝植入和细针穿刺活检（fine needle aspiration biopsy，FNAB），插入穿刺针导向器支架。

（3）将激光器（为麻醉显示皮肤入口点）插入专用插槽。

（4）执行浅层麻醉。

（5）取下激光器，使用灭菌的穿刺针导向器执行深层麻醉。

（6）如果需要，在麻醉程序后执行 DBT 活检成像，以检查病灶是否移动。

（7）根据 VAD、CB、定位导丝和 FNA 插入对应适配器，进行定位穿刺（图 6-26）。

（8）获取穿刺后的图像（图 6-27）。

8. 完成穿刺后续工作

（1）检查感兴趣区是否移动。

（2）对穿刺标本 / 定位导丝摄影验证。

（3）将 X 射线管处于停泊位置，将活检设备滑动器滑到最高位置或取下穿刺针，卸下活检设备，缩回下部穿刺针固定器，释放压迫。

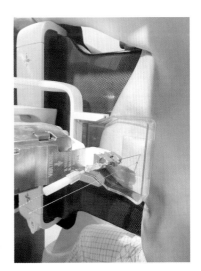

图 6-26　穿刺

（4）取下活检盘、穿刺针导向器支架和 CB/FNA 适配器（若有）。

（5）继续执行清洗和消毒程序，完成活检定位器清洗和附件消毒。

（6）查看采集的图像，按需打印、发送和存档。

注意事项：做完穿刺活检手术后，要对局部进行半小时左右的压迫止血，通过压迫止血可以有效防止穿刺伤口出血，必要时可以口服消炎药物，减少术后感染。

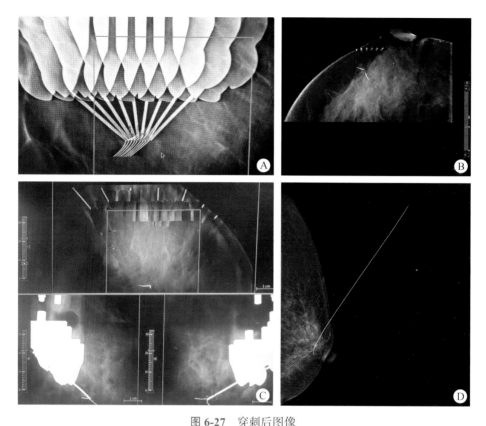

图 6-27　穿刺后图像

A. DBT 定位穿刺后图像采集；B. DBT 观察定位导丝头端体层位置；C. 左右倾角摄影验证定位导丝位置；

D. 侧位摄影验证定位导丝位置

（二）CEM 引导下定位、穿刺活检

该方法适用于疑似病灶只有通过对比剂成像才能确定，或在乳腺 X 射线摄影或超声图像上没有明确相关性的受检者。

通过 CEM 在相同乳房压迫下采集的轴位或侧位及左右各 15° 的三张二维 X 射线图像立体定位乳房中的可疑病变，然后对此区域执行活检或活检后在此位置插入标记。应在注入对比剂 2 分钟后摄取首张图像，±15° 应尽快完成，以便给穿刺留出充足的时间，手术整个操作时间最好控制在 7～15 分钟。

此方法使用 3D 定位设备，与传统立体定位的主要差异在于，确定疑似病灶的方法是对受检者注射碘对比剂，使用 CEM 进行乳房成像。对于确定和定位可能存在的病灶所需要的每个视图，分别执行两次曝光，一次使用低能量（LE）常规采集参数，另一次使用高能量（HE）。根据由此产生的两张图像，生成并显示常规乳腺 X 射线摄影图像和碘含量图像。通过在不同视图中定位标记确定靶位（从一般立体定位活检意义上来说）。在定位标记时，低能量和碘视图均可使用。在执行靶定义步骤期间，可从低能量切换到碘图像，进而建立两张图像所含信息之间的相关性：对比剂摄取和解剖部位信息。特别是在之前已使用 CEM 诊断程序确定病灶的情况下，在执行 CEM 活检程序前，建议查看受检者先前图像检查（特别是先前 CEM 例行检查），验证疑似对比剂摄取部位（感兴趣区域），以

便正确定位受检者病变，还要验证所用对比剂、体积和浓度，以及注射后时间，特别是待活检的病灶增强可见时。

CEM 引导下定位穿刺活检和定位导丝植入技术解决了原来只可通过 CEM 检查发现病变但无法准确定位和进行病理学检查的难题，使得部分受检者减少了手术的风险，提高了临床诊断的准确率。

CEM 引导下定位穿刺活检与定位导丝定位临床操作流程如下。

1. 操作前期准备

（1）检查前，对设备执行消毒和灭菌工作。

（2）检查前，根据质量控制手册所述执行活检精度测试。

（3）执行每位新受检者前，务必要彻底清洁和消毒与受检者接触的设备表面。

（4）设置需使用的活检设备和穿刺针。

（5）设置高压注射器。

（6）准备并计算对比剂剂量、注射参数。

注意事项：做好充分准备在进行穿刺活检之前，需要完善相关检查，制订合理的穿刺计划，避免出现严重并发症。进行穿刺活检时需要正确选择穿刺的位置，避开大血管及浅静脉，可有效避免穿刺针损伤血管而造成的局部血肿或者出血。

2. 系统准备

（1）根据所选穿刺（垂直或水平）方式，准备活检定位器配置。

（2）启用安全距离模式。

3. 开始检查

（1）选择受检者信息，记录对比剂信息，开始活检。

（2）使用高压注射器注射对比剂，注射开始进行秒表计时。

（3）注射开始 90 秒后，受检者摆位，压迫乳房，确保将感兴趣区在垂直活检盘孔下方或在水平活检盘标记之间。

（4）注射开始 120 秒时 CEM 采集影像。

（5）在 ±15° CEM 采集影像后，在两个视图上选择靶目标，选择定位导丝或穿刺针型号，定位病灶三维参数并传输到活检定位器。

（6）移动活检定位器到达靶位。

（7）检查弹射后安全富余，必要时更改穿刺针型号和活检设备。

（8）对乳房皮肤进行清洗、消毒。

4. 执行穿刺

（1）选择活检设备，安装设备适配器。

（2）根据所选穿刺方向（垂直或水平）及活检设备类型（VAD、CB、钩线和 FNA），插入穿刺针导向器支架。

（3）将激光器（为麻醉显示皮肤入口点）插入专用插槽。

（4）执行浅层麻醉。

（5）取下激光器，使用灭菌的穿刺针导向器执行深层麻醉。

（6）根据 VAD、CB、钩线和 FNA 插入对应适配器进行活检。

（7）获取穿刺活检后的图像。

（8）建议在 7～15 分钟完成。

5. 完成穿刺后续工作

（1）检查感兴趣区是否移动。

（2）如有样本则对样本成像，如不可能，建议检查成像凹处成像。

（3）将 X 射线管处于停泊位置，将活检设备滑动器滑到最高位置或取下穿刺针，卸下活检设备，缩回下部穿刺针固定器，释放压迫。

（4）取下活检盘、穿刺针导向器支架和 CB/FNA 适配器（若有）。

（5）继续执行清洗和消毒程序，完成活检定位器清洗和附件消毒。

（6）查看采集的图像，按需打印、发送和存档。

注意事项：做完穿刺活检手术后，要对局部进行半小时左右的压迫止血，通过压迫止血可以有效防止穿刺的伤口出血，必要时可以口服消炎药物，减少术后感染。

第四节　人工智能在乳腺影像学中的应用

随着人工智能领域的蓬勃发展，影像医学成为最早将计算机技术与现代医学相结合的临床医学学科之一。从早期的医学影像的计算机辅助检测技术发展到现在的人工智能的应用。也许在不久的将来，我们可以见到完全使用人工智能诊断的影像科报告。

一、数字乳腺 X 射线摄影的计算机辅助检测

医学影像的计算机辅助检测/诊断（computer-aided detection/diagnosis，CAD）技术是计算机技术在医学领域中应用的重大进展，其研究主要集中于对胸部及乳腺 X 射线摄影图像的计算机辅助检测。所谓 CAD 是指通过影像学、医学图像处理技术及其他可能的生理、生化手段，结合计算机的分析计算，辅助放射科医师发现病灶，提高诊断的准确率。

由于乳腺腺体组织与肿瘤组织在 X 射线投照条件下缺乏良好的对比，早期体积较小的肿瘤易漏诊，CAD 技术可选择性加强图像中某些信息，压制另一些信息，使某些视觉难以分辨的结构达到人眼可分辨程度，从而在一定程度上扩大了人眼的视域，有利于发现早期肿瘤。CAD 技术实际上包括两方面的含义，即计算机辅助检测（CADe）和计算机辅助诊断（CADx）。CADe 的重点是检测，计算机把异常的征象标注出来，并提供常见的影像处理技术，不进行诊断。CADe 是 CADx 的基础和必经阶段，而 CADx 是计算机辅助检测的延伸和最终目的。采用 CAD 系统有助于提高医师诊断的敏感性和特异性。因此，有人称 CAD 技术为医师的"第三只眼"，需要明确的基本概念是辅助诊断，而不是自动诊断。

（一）CAD 的使用方法

当 CAD 用于胶片乳腺 X 射线摄影时，每幅胶片需要通过专用的扫描仪转换成数字图

像后再判读，这一过程会增加时间和检查费用，同时会有部分的图像信息丢失。对于数字乳腺 X 射线摄影，CAD 仅需操作按钮完成，不增加其他费用。当使用 CAD 系统时，放射科医师首先要解读全部影像，再激活 CAD 对可疑病变区做出标记。随后，放射科医师要认真检查标记区域，确定有无病变。

CAD 可以有效地降低由于人为因素而漏诊癌灶的比率。这种下降趋势是由于 CAD 系统都有很高的假阳性率。一项在实际临床筛查背景下进行的研究显示，CAD 增加了癌灶检出的数目，在一年中癌灶的检出从 41 个增加到 49 个，增长率为 19.5%。8 个被 CAD 额外检出的癌灶中有 7 个癌灶含有钙化，这与多数研究结果相一致，即对观测误差而言，CAD 对钙化的检出比对肿块检出更敏感。同样，由于 CAD 系统有很高的假阳性率，在实际工作中增加了受检者被召回的概率，但它与额外检出的癌灶数目成比例，因此这一概率的增加被认为是合理的。尽管双阅片是另一种已知减少癌灶遗漏的方法，但 CAD 被认为是几乎最好和花费很少的方法。在国外尽管医疗保险总是拒付双阅片中额外一名医师的费用，但他们乐于支付使用 CAD 的额外费用。

（二）CAD 技术对乳腺癌 X 射线摄影检查的价值

CAD 系统的效能评价指标包括真阳性率、假阳性率、可重复性等。

（1）真阳性率（敏感性）是 CAD 系统对异常病灶的检出能力，取决于对已知病变做出确切标记的百分比。敏感性越高，发现异常的能力越强。

（2）假阳性率是 CAD 系统发现的假病灶，取决于在已知病变部位以外所做的错误标记的数量，一般以每幅图像或每一病例错误标记的数量表示。假阳性率和敏感性是相关的，系统的敏感性越高，出现的假阳性率也会越高。

（3）可重复性是对同一幅影像图像用 CAD 系统进行处理，可能每次探测的结果都会有所不同。

CAD 系统对微钙化的检测较肿块更为敏感。组织学分析结果显示 30% ~ 50% 的乳腺癌伴有微钙化。因此，微钙化团簇是早期乳腺癌的重要征象之一。微钙化是指乳腺组织内微小的钙沉积，在乳腺 X 射线片上显示为小亮点，直径小于 20μm 至 1mm，但仅在直径大于 0.5mm 时肉眼才能识别，因此需要计算机辅助诊断系统来协助放射科医师进行早期诊断。应用 CAD 系统后乳腺 X 射线摄影检测乳腺癌的敏感性可提高 20% 以上。Freer 研究指出，应用 CAD 系统可以提高早期乳腺癌检测的敏感性，而没有增加回访率和活组织检查的阳性预测值。特别是在致密乳腺组织中，常常可检测到人眼所不能分辨的微小钙化灶。数字乳腺 X 射线摄影技术的应用进一步推动了 CAD 技术的应用。辅助应用 CAD 系统可以提高乳腺癌检测敏感性，已被认为是乳腺 X 射线成像的理想配套技术，其在欧美国家已得到广泛应用。

（三）乳腺密度对 CAD 乳腺癌检测效能的影响

乳腺密度是影响乳腺 X 射线摄影敏感性的重要独立因素。在脂肪型乳腺中，X 射线摄影检查仅仅有 2% 漏诊，而在致密型乳腺中，乳腺癌漏诊率达 52%。

随着乳腺密度的升高，乳腺 X 射线摄影检查漏诊概率增加。在致密型乳腺中，乳腺 X 射线摄影的敏感性明显降低，仅为 30%～48%，其应用受到了限制。近年来，乳腺癌发病率日益增高和年轻化，乳腺 X 射线摄影敏感性下降，而乳腺癌的发病率却相应升高。

多项研究结果肯定了 CAD 系统在乳腺癌 X 射线检查中的作用，可以提高乳腺癌检测敏感性。Brem 研究结果显示，升高的乳腺密度不会影响 CAD 系统对乳腺癌检测的敏感性。在各型乳腺中 CAD 对表现为微钙化的乳腺癌均能检出，有较高敏感性。而对于表现为肿块的乳腺癌，应用 CAD 后，肿块型乳腺癌在非致密乳腺中检出率较高（89%），在致密乳腺中的检出率为 83%。

（四）CAD 对放射科医师的影响

尽管多数研究结果肯定了 CAD 系统在乳腺癌 X 射线检测中的作用。但部分文献报道表明，应用 CAD 后，敏感性下降且假阳性率明显升高，CAD 系统的应用并没有改变乳腺癌的检出率。有学者认为，有经验放射科医师应用 CAD 系统前后对乳腺癌微钙化检测的敏感性和特异性差异均没有统计学意义。Haiart 和 Henderson 通过比较放射科医师、放射科技师及临床医师的敏感性、特异性，认为应用 CAD 后三组敏感性相近，特异性明显不同，放射科医师最高。更多的研究结果显示，CAD 作用明显依赖参与诊断者的经验，对初级放射科医师的作用更加明显。CAD 的作用主要是向放射科医师指出可能病变区域，再由放射科医师做出最后诊断结果。

放射科医师在应用 CAD 系统过程中，约有 97% 的标记被排除，过多的假阳性标记会增加放射科医师二次阅片的工作量，分散他们的注意力，对于初级放射科医师，这种作用尤为明显，使其自信心受挫，且过多的假阳性标记使一些不易明确诊断的病变需要再次摄片或行局部点压放大乳腺摄影，给受检者带来更大的经济及精神压力，从而限制了 CAD 系统的临床应用。根据制造商的经验，每幅图像 3 个假阳性标记将不能被使用者接受。软件性能明显影响观察者的检测能力，性能好的 CAD 系统有助于医师的诊断活动，而性能差的 CAD 系统则使医师的能力下降。随着软件技术的发展，CAD 系统的假阳性标记有望降至更低水平。

二、人工智能的发展和现状

人工智能（AI）技术可以被认为是一个复杂的数学模型，通过数学模型的建立对输入的特征性表现进行分析，提取的信息最后映射成所需的结果。人工智能是一个大领域，包括许多不同的技术和应用程序，但都是基于计算机的算法和数据来解决问题或执行需要人工智能的任务。在过去的 10～15 年中，用于处理和存储人工智能应用程序所需数据的更强大的计算硬件在可用性和可访问性方面取得了巨大发展。与此同时，用于训练人工智能算法的数据量和可用性呈指数级增长。这些变化使人工智能取得了革命性的发展，特别是机器学习（machine learning）及深度学习（deep learning）。

在过去的 10 年中，利用卷积神经网络的深度学习在医学和非医学图像的分析中看到了爆炸式增长的可能性和实际用途，如图像分类或检测。这些成功引起了人们对放射学应用的兴趣，这些应用可以将人工智能算法应用于执行具有临床意义的任务，如分类（是否存在疾病）、分割（用于手术计划的器官或病变的定量分析）和检测（确定是否存在病变或结节），以及人工智能在放射学中的许多其他不同应用。

（一）人工智能辅助提高效率，满足日益增长的影像读片需求

随着当代医学的不断发展，以精准医疗为目的，使临床诊断工作借助医学影像指导的需求愈发强烈。据数据统计，在当代医学临床诊断工作中，医学影像技术直接或间接参与比重高达 70%。每年医学影像的数据量以 30% 的速度增长，但是放射科医生数量的增长却只有 4%。这意味着，现有的放射科医生，每年的工作量要增加 26% 以上。但放射科医生大多数的工作是对于常见病的重复诊断。他们需要花大量的时间来进行重复性劳动。不仅容易造成疲倦，也容易因疲倦造成误诊或漏诊。例如，CT 肺结节诊断、乳腺 X 射线摄影诊断、心血管三维重建、脑出血测量等，类似的诊断都会耗费放射科医生大量的时间与精力。如果人工智能能够辅助医生去进行诊断，帮助医生从上百张 CT 片中寻找几毫米的肺结节，帮助医生去做血管的勾勒、拉直及标注钙化的程度等重复烦琐的工作，这样就可以让医生的工作效率大幅度提高，医生就可以腾出更多的时间来诊断更多的受检者，提高诊断服务的质量。与发达国家相比，我国在重大疾病 5 年生存率及疾病早筛早诊早治疗方面存在不小差距，主要原因归咎于放射科医生产能不足、临床就诊早期病例少、体检早诊率低等。因此，提高放射科医生工作效率、扩大人口疾病早筛覆盖刻不容缓，以此实现降低我国重大疾病死亡率。

（二）人工智能对影像诊断的价值

1. 为什么需要人工智能进行辅助检测　据统计，超过 75% 的受检者诊断和治疗过程中需要医学影像的帮助，然而影像科医生的数量却远远没有跟上这一日益增长的需求。我国放射科医生总数约为 8 万，而每年的影像诊断需求在 14.4 亿左右。随着健康意识的提高和居民体检数量的增加，近年来影像诊断需求的增长率都保持在每年 30%。然而，由于培养放射科医生的成本很高，每年放射科医生增长速度仅在 4.1%，且一名放射科医生从初步进入临床工作到成为可以较为精准完成诊断工作往往还要经历近 10 年的经验积累。放射科医生产能不足、分布不均匀的问题在我国非常突出。放射科医生正面临着巨大压力，医疗场景要求医生以更快的速度给出高质量的结果，影像数据量在不断增长，但现有工具达不到要求。进行影像人工智能的探索和尝试，以提高诊疗效率与精度，缓解就诊压力已成为研究热点。人工智能技术能充分挖掘医学影像大数据的价值，发挥医院病例多、病种丰富的优势，开拓创新的医工结合转化之路，更好地做到数据源于临床并服务于临床。

2. 人工智能如何检测病灶　根据影像学特征，利用人工智能深度学习理论建立算法模型。利用足量的经过医生精准标注的数据，通过模型训练、学习及缜密参数调试，最终达到病灶高检出率、低假阳性率的效果表现。人工智能完成影像分析工作后，系统将所有病灶以列表形式呈现，医生仅需对检测结果进行复审即可。

3. 人工智能的理论和技术发展　在自然图像识别上其已经颇为成熟，以深度学习为主

的人工智能技术已在自然图像领域，包括人脸识别、物体检测等问题上取得优异成果。这些成果证明深度学习的理论在图像识别方面的应用是具有生命力的。

4. 医疗影像的数据特点　医疗影像数据非常适合人工智能来处理，医疗影像数据图像质量高、一致性高、标准化好，而且影像诊断发现病灶的任务目标非常具体，可抽象建模为特定的机器学习问题，以便于进行自动学习。

（三）人工智能的应用前景

2017 年 7 月，《新一代人工智能发展规划》印发。该规划提出，推广应用人工智能治疗的新模式、新手段，建立快速精准的智能医疗体系。探索智慧医院建设，开发人机协同的手术机器人、智能诊疗助手，研发人机协同临床智能诊疗方案，实现智能影像识别和智能多学科会诊。

"AI+ 医学影像"是将人工智能在图像识别领域不断取得的前沿性突破技术应用于医学影像领域，从而达到提高诊断效率和准确率的目的。目前，人工智能在医学影像领域的应用方向主要有三类：疾病筛查、病灶定量、病灶定性等，并已覆盖肺结节、乳腺癌、心血管、皮肤癌等许多病种，未来人工智能诊断的更多病种突破及准确率的提升将使"AI+ 医学影像"有望成为影像诊断的重要解决方案。

医学人工智能要基于临床应用，跟医生紧密结合，减少漏诊风险。医学影像人工智能的落地发展需要企业与医院、临床医生的通力合作。无论是《"健康中国 2030"规划纲要》的宏伟蓝图，还是党中央、国务院提出的稳步推进"进一步改善医疗服务行动计划"的要求，以人工智能为推手，全面优化就医流程，进一步解决医疗资源分布不均，提高人民群众医疗服务可及性，这些都是医疗卫生事业的重中之重，而医疗 + 人工智能的模式将是最佳解决方案。

三、人工智能在乳腺影像学中的应用

（一）乳腺 X 射线影像质量控制

合格的影像是医生精准诊断的重要基础，不合格的图像会给放射科医生诊断带来漏诊、误诊的风险。传统的图像质量控制技术面临很多挑战，如通常不能做到实时质量控制，非实时的质量控制无法保证质量控制信息的时效性，容易产生废片，进而导致受检者的重新投照，受检者的时间成本增加，严重的甚至可以造成误诊或漏诊。对统一、高质量的乳腺 X 射线摄影技术和定位的需求为人工智能算法创造了评估乳腺 X 射线摄影检查的机会，并为技术人员和诊断医生提供反馈与改进机会。人工智能算法可以通过识别可能导致定位不足的常见问题（如轮廓、乳房旋转、胸肌可视化、乳下赘皮和胸线）在乳腺 X 射线检查中评估乳腺定位，该算法在识别这些缺陷方面非常准确，将标准乳腺图像的评判标准输入计算机后，由人工智能软件进行简单快速的评片，指出图像中的摆位问题，同时可根据图像密度的变化初步判断出乳腺的组织类型，并根据图像的密度给予投照条件的建议，便于操作技师及时进行摆位及投照条件的调整，拍出符合诊断标准的图像。目前已有厂家推出部分产品应用于临床，获得了较好的评价。

（二）对乳腺X射线影像的智能诊断

人工智能不仅在癌症特异性影像特征的发现上有所涉及，而且也在乳腺成像中的决策支持、风险评估、乳腺密度定量、对新辅助化疗评估的反应和图像增强等方面有所涉及。

1. 用于乳腺癌的智能诊断 人工智能在乳腺常规乳腺摄影中的应用日趋成熟，有报道称在乳腺癌特异性影像的识别上人工智能的效率优于人类判读者，目前人工智能算法和放射科医生相结合时可实现最大的诊断效能。但对于DBT和CEM来说，人工智能诊断对DBT可以实现更高的灵敏度和更低的特异度。这可能与DBT具有更多的图像数量有直接关系。对于CEM来说，人工智能的应用可显著改善放射科医生的诊断准确率。综合来看，人工智能诊断可有效降低放射科医生的工作强度，提高诊断的符合率。

2. 用于决策支持 当确定病变或感兴趣区域后，还需要放射科医生对其性质进行判定，人工智能在该领域有较多应用，包括限制良性病变的活检和减少假阴性病变的判断，使得放射科医生在保持特异性的同时提高了敏感性，有效降低了良性疾病的穿刺率和减少了假阴性诊断的出现。

3. 评定乳腺密度 BI-RADS将乳腺密度分为四类：①几乎完全是脂肪；②纤维腺密度的分散区域；③异质致密，这可能会掩盖小肿块；④非常密集。随着乳腺密度的增加，乳腺X射线摄影对乳腺疾病的灵敏度会降低。乳腺密度的评判受放射科医生的个人认知影响较大。而人工智能通过自动的深度学习算法，采用卷积神经网络来定义乳腺密度，对乳腺密度评判的一致性和准确性非常高，目前美国FDA已批准多种乳腺密度算法供临床使用。这些密度评估软件在癌症风险分层中有很好的实用性。

4. 用于乳腺癌的风险评估 其对现代女性来说非常重要，乳腺癌的风险评估可以提示医生是否需要进行额外的筛查和预防性的干预。传统的评价模型多是估计了具有相似风险因素的女性患乳腺癌的平均风险，而不是个体乳腺癌风险，这些模型考虑了不同的因素对乳腺癌发生的风险，如年龄、月经初潮年龄、产科病史、乳腺癌的一级和多代亲属的遗传信息、以前的活检次数、种族和民族及体重指数等因素。这些模型计算乳腺癌的5年、10年或终生风险，并用于识别可能受益于乳腺癌补充高风险筛查、化学预防或生活方式改变的女性。由于不同的模型依赖于风险因素的独特组合，包括某些因素而排除其他因素，因此使用单一模型独立预测癌症风险存在一些局限性。基于人工智能图像的乳腺X射线摄影风险模型结合了数字乳腺X射线摄影特征和临床因素两方面，其在短期和中长期评估中的表现均优于传统模型，显示了人工智能在个性化评估中的优势。

5. 预测新辅助化疗的反应 应用于成像的人工智能可以在开始新辅助化疗之前预测肿瘤对治疗的反应。有研究表明，基于人工智能的模型使用基线数字乳腺X射线摄影预测受检者对新辅助治疗反应的有效性，ROC曲线下面积（AUC）为0.71。他们的模型通过破译数字乳腺X射线检查中不同灰度像素呈现所反映的乳腺实质模式和肿瘤外观来预测肿瘤反应。这种类型的平台可能有助于在进行化疗之前做出临床决策，从而显著降低受检者的发病率。这些研究表明，基于人工智能的应用程序积极预测受检者预后的可能性正在不断发展，并可能提供个性化定制服务。

6. 用于图像增强处理 最新的一些研究表明，基于人工智能的算法可将涉及的体层图像中的感兴趣区进行重叠和突出显示，如将 1mm 的薄层图像信息重叠成 5 ～ 6mm 厚层图像信息，并将可疑区域突出显示。此举在保证了诊断准确性的同时，大幅降低了放射科医生的工作强度，同时也用最少的图像数量创造了最大的临床价值。

人工智能在提高乳腺影像诊断准确率和效率方面有一定的积极作用，但需要高质量的带标记的海量数据，同时需要统一的规范来进行医学影像数据标注和标准化处理，距离全面融入临床工作尚有一段较长的路要走，影像技师要规范乳腺摄影技术，使数字乳腺影像达到人工智能的图像要求，逐步将人工智能技术整合到日常工作中，从而更好地辅助临床工作。

第七章 数字乳腺 X 射线机与专用显示器的质量控制

2007 年 10 月 1 日中国发布了第一部乳腺摄影设备的质量检测规范 GBZ186-2007《乳腺 X 射线质量检测规范》，标志着乳腺 X 射线摄影开始向着标准化、制度化方向发展。

2017 年国家卫生和计划生育委员会基于中国第一部乳腺 X 射线摄影质量检测规范 GBZ186-2007，重新编制了乳腺 X 射线摄影设备的一系列的质量控制检测规范 WS 518-2017《乳腺 X 射线屏片摄影系统质量控制检测规范》、WS 522-2017《乳腺数字 X 射线摄影系统质量控制检测规范》，规定了乳腺 X 射线摄影系统的检测项目与技术要求，作为卫生行业乳腺摄影质量控制的参考依据。下面将详细介绍数字乳腺 X 射线摄影系统。

第一节 数字乳腺 X 射线摄影系统的质量控制与检测

本节描述了数字乳腺 X 射线摄影系统的质量控制检测要求、检测项目和方法。

一、X 射线照射野和光野的偏差评估

1. 目的 确保可见光光野与 X 射线照射野的匹配度，以便于指示操作进行乳房摆位。

2. 所需设备 光栅尺、3mm 厚铝片或聚甲基丙烯酸甲酯（PMMA）体模（40mm 厚，尺寸为 24cm×30cm）。

3. 检测步骤

（1）将照射野大小调整为 24cm×30cm（与探测器接收范围一致），将光栅尺放置于乳房支撑台上左侧，光栅尺上标记线与光野边沿对齐；在缩光器窗口下端固定 3mm 厚铝片，或者在承载台上覆盖 PMMA 体模，以保护探测器（图 7-1）。

（2）设置曝光条件 28kV、80mAs，进行曝光，记录 X 射线在光栅尺上留下的照射野标记物位置；计算 X 射线照射野与光野的偏差。

（3）重复步骤（1）～（2），分别计算胸壁对侧、右侧 X 射线照射野与光野的偏差。

4. 接受标准 胸壁对侧、左侧、右侧偏差均不大于 ±5mm。

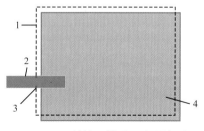

图 7-1 X 射线照射野和光野检测示意图

1. 光野范围；2. 光栅尺；3. 光栅尺标记线；4. X 射线照射野范围

二、X 射线照射野和影像接收器边缘的偏差评估

1. 目的　确保 X 射线照射野与影像接收器的匹配度，防止照射野不足或者超出影像接收器太多。

2. 所需设备　光栅尺、铅尺（或 X 射线刻度尺）、3mm 厚铝片或 PMMA 体模（40mm 厚，尺寸为 24cm×30cm）。

3. 检测步骤

（1）将照射野大小调整为 24cm×30cm（与探测器接收范围一致），将检测工具（如光栅尺和铅尺）放置在乳房支撑台上，光栅尺上的标记线与支撑台边沿对齐，并记录光栅尺上的标记线对应的铅尺上的刻度 X_1；在缩光器窗口下端固定 3mm 厚铝片，或者在承载台上覆盖 PMMA 体模，以保护探测器（图 7-2）。

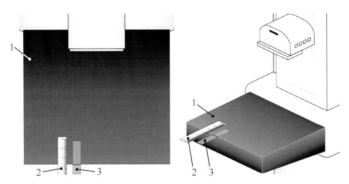

图 7-2　X 射线照射野和影像接收器边缘的偏差评估示意图
1. 乳房承载台；2. 铅尺；3. 光栅尺

（2）设置曝光条件 28kV、80mAs，进行曝光，观察图像上铅尺能呈现的刻度，记录刻度值 X_2。

（3）记录 X 射线在光栅尺上留下的照射野标记物位置，记录该位置与标记线的偏差值 X_3；当 X 射线野超出光栅尺标记线时，X 射线野与影像接收器偏差值 $X_4=|X_1-X_2|+X_3$；当 X 射线野未超出光栅尺标记线时，X 射线野与影像接收器偏差值 $X_4=|X_1-X_2|-X_3$。

（4）重复步骤（1）～（3）分别测量其他三边照射野与影像接收面的偏差。

4. 接受标准　胸壁侧超出台边但小于 2mm，其他三边偏差均不大于 ±5mm。

三、胸壁侧缺失评估

1. 目的　确保 X 射线的照射范围能覆盖胸壁侧区域。

2. 所需设备　铅尺（或 X 射线刻度尺）。

3. 检测步骤

（1）使用准确度在 1mm 以内的铅尺，将铅尺放置在乳房承载台上，铅尺上刻度线与承载台胸壁侧边沿对齐。在缩光器窗口下端固定 3mm 厚铝片，或者在承载台上覆盖 PMMA 体模，以保护探测器。

（2）设置曝光条件 28kV，80mAs，进行曝光，观察图像中铅尺的刻度值。

（3）计算组织缺失大小。

4. 接受标准　胸壁侧任何位置的缺失宽度均不超过 5mm。

四、管电压准确度及重复性评估

1. 目的　确保实际输出的管电压值在设定值的 ±1kV 以内，重复性满足标准要求。

2. 所需设备　X 射线综合测试仪。

3. 检测步骤

（1）连接好 X 射线综合测试仪各个部件，取下压迫板，将 X 射线探头放在碳纤维板上，确保 X 射线探头方形中心区域离胸壁侧边缘约 6cm，并固定好 X 射线探头。

（2）设置系统阳极 / 滤过组合，打开 X 射线综合测试仪，根据设定的阳极 / 滤过组合设置模式。

（3）设置手动曝光模式，大焦点，管电压、电流时间积分别按照以下参数进行曝光，每个参数曝光 5 次，曝光参数见表 7-1。

表 7-1　曝光参数表

管电压（kV）	电流时间积（mAs）	曝光次数
25	可设置最低值	5
25	100	5
25	可设置最高值	5
28	可设置最低值	5
28	100	5
28	可设置最高值	5
30	可设置最低值	5
30	100	5
30	可设置最高值	5
32	可设置最低值	5
32	100	5
32	可设置最高值	5
35	可设置最低值	5
35	100	5
35	可设置最高值	5

（4）记录 X 射线综合测试仪每次测量的管电压值。

（5）计算每个管电压测量值与标称值偏差值，计算每个管电压的变异系数。

4. 接受标准　管电压偏差应不大于 ±1kV；重复性变异系数应不大于 0.02。

五、辐射输出量的重复性评估

1. 目的   确保 X 射线辐射输出量的重复性达到标准要求。

2. 所需设备   X 射线综合测试仪。

3. 检测步骤

（1）摘去乳房压迫器，将 X 射线综合测试仪配套专用探测器探头置于乳房支撑台胸侧向里 4cm 处 X 射线束轴上，探测器有效点位于乳房支撑台上方 10cm 处（无有效标记的，以探测器厚度中心为准）。

（2）管电压设置为 28kV，电流时间乘积范围为 30～50mAs，重复曝光 5 次，按照式（7-1）计算辐射输出量的重复性。

$$CV = \frac{1}{\bar{K}}\sqrt{\sum (K_i - \bar{K})^2 / (n-1)} \times 100\% \qquad （7-1）$$

式中，CV 为变异系数，%；$\bar{K}$ 为 n 次空气比释动能测量值的平均值，单位为 mGy；K_i 为第 i 次空气比释动能测量值的读数，单位为 mGy；n 为空气比释动能测量的次数。

4. 接受标准   辐射输出量的重复性变异系数应不大于 5%。

六、特定辐射输出量评估

1. 目的   评估系统 28kV 条件下辐射输出量是否满足标准要求。

2. 所需设备   X 射线综合测试仪。

3. 检测步骤

（1）摘去乳房压迫器，将 X 射线综合测试仪探测器探头置于乳房支撑台胸壁侧向里 4cm 处 X 射线束轴上。探测器探头有效点位于乳房支撑台上方 10cm 处（无有效点标记的，以探测器厚度中心为准），记录焦点至探头的距离 d_1（cm）。

（2）设置管电压为 28kV，电流时间乘积的范围为 30～50mAs，进行 5 次曝光，记录 X 射线综合测试仪空气比释动能读数，计算 5 次曝光的平均值，并除以曝光时的电流时间乘积值，得到辐射输出量，单位为 μGy（mAs）$^{-1}$。

（3）利用距离平方反比定律公式 [式（7-2）] 换算成焦点距探测器探头 1m 时的特定辐射输出量，单位为 μGy（mAs）$^{-1}$。

$$Y_2 = Y_1 \times \frac{d_1^2}{d_2^2} \qquad （7-2）$$

式中，Y_1 为距离焦点 d_1（cm）处的辐射输出量，单位为 μGy（mAs）$^{-1}$；Y_2 为距离焦点 d_2（cm）处的辐射输出量，单位为 μGy（mAs）$^{-1}$。

4. 接受标准   距离 1m 位置处，28kV，Mo/Mo 组合，辐射输出量应不小于 30μGy（mAs）$^{-1}$。

七、半值层评估

1. 目的　测量摄影系统半值层（HVL）是为了确保减少患者乳腺组织所接受的剂量，同时不影响影像对比度。

2. 所需设备　X 射线综合测试仪；2mm 厚 99.9% 纯度铝片；45mm 厚 PMMA 体模（尺寸至少大于 10cm×15cm）。

3. 检测步骤

（1）移除压迫器等所有 X 射线束中可移动的部件，在尽可能接近球管的位置放置 2mm 厚铝片。

（2）设置自动曝光模式下，对 45mm 厚 PMMA 模体曝光时系统推荐的管电压、靶滤过值。设置手动曝光模式下，对 2mm 厚铝片进行曝光，获取不同电流时间乘积下（典型为 8 组电流时间乘积值）的一系列图像，手动曝光的电流时间乘积值应在标准测试体模曝光时反馈的电流时间乘积的 1/10（或者最小值，选择较大值）至 4 倍（或者最大值，选择最小值）范围内选取，两次曝光的电流时间乘积值应尽可能相差 1.6 倍（如果可能）。记录每次曝光时同一位置的空气比释动能值。

（3）在每次曝光获取的图像中心位置选取约 100mm^2 的感兴趣区（ROI 区域），测量其平均灰度值。

（4）以平均灰度值为纵坐标，入射空气比释动能值为横坐标，作图拟合平均灰度值与空气比释动能（如 $P=aK+b$），计算相关系数 R^2 值。

4. 接受标准　R^2 值应不小于 0.99。

八、影像接收器响应评估

1. 目的　确保影像探测器对 X 射线的线性响应度满足标准要求。

2. 所需设备　X 射线综合测试仪；2mm 厚 99.9% 纯度铝片；45mm 厚 PMMA 体模（尺寸至少大于 10cm×15cm）。

3. 检测步骤

（1）移除压迫器等所有 X 射线束中可移动的部件，在尽可能接近球管的位置放置 2mm 厚铝片。

（2）设置自动曝光模式下，对 45mm 厚 PMMA 模体曝光时系统推荐的管电压、靶滤过值。设置手动曝光模式，对 2mm 厚铝片进行曝光，获取不同电流时间乘积下（典型为 8 组电流时间乘积值）的一系列图像，手动曝光的电流时间乘积值应在标准测试体模曝光时反馈的电流时间乘积的 1/10（或者最小值，选择较大值）至 4 倍（或者最大值，选择最小值）范围内选取，两次曝光的电流时间乘积值应尽可能相差 1.6 倍（如果可能）。记录每次曝光时同一位置的空气比释动能值。

（3）在每次曝光获取的图像中心位置选取约 100mm^2 的感兴趣区（ROI 区域），测量其平均灰度值。

（4）以平均灰度值为纵坐标，入射空气比释动能值为横坐标，作图拟合平均灰度值与空气比释动能（如 $P=aK+b$），计算相关系数 R^2 值。

4. 接受标准　R^2 值应不小于 0.99。

九、影像接收器均匀性评估

1. 目的　确保影像探测器影像接收面的均匀性满足标准要求。

2. 所需设备　40mm 厚 PMMA 体模。

3. 检测步骤

（1）将 40mm 厚的 PMMA 体模放在患者支架上，体模覆盖整个支撑台，并且体模边沿与患者支架胸壁侧对齐。

（2）将 X 射线范围调节到最大窗口。

（3）设置曝光条件 28kV、80mAs 和 W/Rh 阳极滤过组合进行手动曝光，或者选用 AEC 进行自动曝光。

（4）获取上述曝光后的未处理影像，按照图 7-3 所示，在未处理影像的中央区位置和距边缘 20mm 四个位置分别选取约 100mm² 大小的感兴趣区，测量其平均灰度值。

（5）依据式（7-3）计算图像中心感兴趣区与图像四个象限中心感兴趣区灰度值的偏差（D_e）。

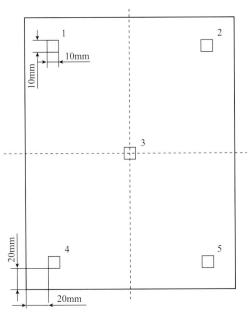

图 7-3　40mm 厚 PMMA 体模

$$D_e = \frac{V_{cen} - V_{cor}}{V_{cen}} \times 100\% \qquad (7\text{-}3)$$

式中，D_e 为图像中心感兴趣区与图像四角感兴趣区灰度值的偏差；V_{cen} 为图像中心感兴趣区的灰度值均值；V_{cor} 为图像四角感兴趣区的灰度值均值。

4. 接受标准　影像接收器规定的中心区域与四周区域灰度值的最大偏差均不大于 ±10%。

十、伪 影 评 估

1. 目的　确保摄影系统 X 射线照射链路中没有影像临床诊断的伪影存在。

2. 所需设备　20mm 厚的 PMMA 体模。

3. 检测步骤

（1）将 40mm 厚的 PMMA 体模放在患者支架上，体模覆盖整个支撑台，并且体模边沿与患者支架胸壁侧对齐。

（2）将 X 射线范围调节到最大窗口。

（3）设置曝光条件 28kV、80mAs 和 W/Rh 阳极滤过组合进行手动曝光，或者选用 AEC 进行自动曝光。

（4）获取的图像可通过调节窗宽、窗位达到最佳可视效果，目视检查，观察图像上有无影响临床诊断的非均匀区域、模糊区或者其他影响临床诊断的异常影像。

（5）若存在影像临床的可以伪影，尝试移动、旋转图像，如果伪影不随图像移动而移动，则可能是显示器伪影。

（6）切换其他靶/滤过，执行曝光，检查图像伪影。

4. 接受标准 应无影响临床诊断的伪影存在。

十一、自动曝光控制重复性评估

1. 目的 确保自动曝光控制系统的工作能力，确保在同一乳房类型下输出同样密度的图像。

2. 所需设备 40mm 厚的 PMMA 体模。

3. 检测步骤

（1）将 40mm 厚的 PMMA 体模放在患者支架上，体模覆盖整个支撑台，并且体模边沿与患者支架胸壁侧对齐。

（2）调节压迫板压在体模上，设置临床常用的管电压（28kV）和靶/滤过，进行 AEC 曝光，重复曝光 5 次；记录每次曝光后的电流时间乘积，并计算 5 次曝光的平均电流时间积。

（3）按式（7-4）计算所记录的管电流时间积与平均管电流时间积的偏差。将最大偏差值与标准规定值比较，得

$$D_{mAs} = \frac{M_R - M_m}{M_m} \times 100\% \qquad （7-4）$$

式中，D_{mAs} 为记录的电流时间乘积与平均电流时间乘积值的偏差，%；M_R 为每次曝光后记录的电流时间乘积值；M_m 为 5 次曝光的平均电流时间乘积值。

4. 接受标准 自动照射量控制的重复性用电流时间乘积的偏差来定义，偏差值不大于 ±5%。

十二、平均腺体剂量评估

1. 目的 确保自动曝光控制系统的工作能力，确保在同一乳房类型下输出同样密度的图像。

2. 所需设备 20mm、40mm、70mm 厚 PMMA 体模。

3. 检测步骤

（1）将 40mm 厚的 PMMA 体模置于乳房支撑台上，模体边沿与乳房支撑台胸壁侧对齐。

（2）获取并记录临床常用的对 45mm 厚人体乳房的 AEC 曝光条件。

（3）移去 PMMA 模体，将 X 射线综合测试仪的探测器放置于乳房支撑台胸壁侧向内 60mm 处 X 射线束轴上，探测器厚度有效点与模体表面（乳房支撑台上方 40mm）的位置

相同（无厚度有效标记点的，以探测器厚度中心为准）。

（4）选用 AEC 曝光时记录的曝光参数进行手动曝光（如果手动曝光参数选择与 AEC 不能完全一致，则选用最接近的曝光参数）。

（5）记录入射空气比释动能值，根据式（7-5）及表 7-2 ～表 7-5 换算成乳腺平均腺体剂量（AGD）。

$$AGD = K \times g \times c \times s \times T \tag{7-5}$$

式中，K 为 0° 照射时体模上表面位置（无反散射）时入射空气比释动能值，mGy；g 为转换因子，mGy/mGy，其值从表 7-2 可查得，若 HVL 处于表中两值之间，应用内插法计算 g 值；c 为不同乳房成分的修正因子，其值从表 7-3 可查得；s 为不同靶 / 滤时的修正因子，其值从表 7-4 可查得；T 为断层合成成像模式下，不同投照角度的修正因子，其值从表 7-5 可查得，二维成像模式下 T 值为 1。

表 7-2　不同体模厚度时入射不同空气比释动能转换为乳腺平均剂量的转换因子 g

PMMA 厚度（mm）	等效乳房厚度（mm）	HVL（mmAl）										
		0.30	0.35	0.40	0.45	0.50	0.55	0.60	0.65	0.70	0.75	0.80
20	21	0.378	0.421	0.46	0.496	0.529	0.559	0.585	0.609	0.631	0.65	0.669
30	32	0.261	0.294	0.326	0.357	0.388	0.419	0.448	0.473	0.495	0.516	0.536
40	45	0.183	0.208	0.232	0.258	0.285	0.311	0.339	0.366	0.387	0.406	0.425
45	53	0.155	0.177	0.198	0.22	0.245	0.272	0.295	0.317	0.336	0.354	0.372
50	60	0.135	0.154	0.172	0.192	0.214	0.236	0.261	0.282	0.300	0.317	0.333
60	75	0.106	0.121	0.136	0.152	0.166	0.189	0.21	0.228	0.243	0.257	0.272
70	90	0.086	0.098	0.111	0.123	0.136	0.154	0.172	0.188	0.202	0.214	0.227
80	103	0.074	0.085	0.096	0.106	0.117	0.133	0.149	0.163	0.176	0.187	0.199

表 7-3　不同体模厚度时对不同乳房成分的修正因子 c

PMMA 厚度（mm）	等效乳房厚度（mm）	等效乳房腺体组成（mm）	HVL（mmAl）										
			0.30	0.35	0.40	0.45	0.50	0.55	0.60	0.65	0.70	0.75	0.80
20	21	97	0.889	0.895	0.903	0.908	0.912	0.917	0.921	0.924	0.928	0.933	0.937
30	32	67	0.940	0.943	0.945	0.946	0.949	0.952	0.953	0.956	0.959	0.961	0.964
40	45	41	1.043	1.041	1.040	1.039	1.037	1.035	1.034	1.032	1.030	1.028	1.026
45	53	29	1.109	1.105	1.102	1.099	1.096	1.091	1.088	1.082	1.078	1.073	1.068
50	60	20	1.164	1.160	1.151	1.150	1.144	1.139	1.134	1.124	1.117	1.111	1.103
60	75	9	1.254	1.245	1.235	1.231	1.225	1.217	1.207	1.196	1.186	1.175	1.164
70	90	4	1.299	1.292	1.282	1.275	1.270	1.260	1.249	1.236	1.225	1.213	1.200
80	103	3	1.307	1.299	1.292	1.287	1.283	1.273	1.262	1.249	1.238	1.226	1.213

表 7-4　不同靶 / 滤过时的修正因子 s

靶材料	滤过材料	滤过厚度（μm）	修正因子 s
Mo	Mo	30	1.000
Mo	Rh	25	1.017
Rh	Rh	25	1.061
Rh	Al	100	1.044
W	Rh	50 ~ 60	1.042
W	Ag	50 ~ 75	1.042
W	Al	500	1.134
W	Al	700	1.082

表 7-5　不同体模厚度时对体合成摄影设备不同投照角度的修正因子 T

PMMA 厚度（mm）	等效乳房厚度（mm）	修正因子 T（±10°）	修正因子 T（±15°）	修正因子 T（±20°）	修正因子 T（±25°）	修正因子 T（±30°）
20	21	0.993	0.988	0.981	0.971	0.959
30	32	0.992	0.985	0.976	0.964	0.949
40	45	0.992	0.983	0.972	0.959	0.943
45	53	0.991	0.982	0.970	0.956	0.940
50	60	0.989	0.981	0.969	0.955	0.939
60	75	0.989	0.980	0.968	0.954	0.938
70	90	0.987	0.977	0.965	0.952	0.937
80	103	0.987	0.976	0.964	0.951	0.934

4. 接受标准　二维成像模式下平均腺体剂量应满足表 7-6 的限值，断层合成成像模式下平均腺体剂量应满足表 7-7 的限值。

表 7-6　二维成像模式下平均腺体剂量限值

PMMA 厚度值（mm）	等价乳腺厚度值（mm）	最大平均腺体剂量值（mGy）
20	21	1.0
40	45	2.0
70	90	6.5

注：每个厚度的 PMMA 材料设定的最大平均腺体剂量要求

表 7-7　断层合成成像模式下平均腺体剂量限值

PMMA 厚度值（mm）	等价乳腺厚度值（mm）	最大平均腺体剂量值（mGy）
20	21	1.2
40	45	2.0
70	90	6.5

注：每个厚度的 PMMA 材料设定的最大平均腺体剂量要求

十三、对比度细节阈值评估

1. 目的 确保摄影系统对低对比度及细小物体的分辨能力满足标准要求。

2. 所需设备 乳腺对比度细节模体 CDMAM 或 Pro-MAM。

3. 检测步骤

（1）将对比度细节模体放置在乳房支撑台上，模体边沿与乳房支撑台胸壁侧对齐。

（2）依据模体说明书给出的条件进行曝光。

（3）在高分辨显示器上读取该影像，调节窗宽、窗位使影像显示最优化，观察曝光图像，确定不同细节直径时可观察到的最小细节物，对照模体说明书得出该直径的可分辨的最小对比度，或使用分析软件自动得出能识别到的细节物。

4. 接受标准 不同细节直径下对比度的要求见表 7-8。

表 7-8 不同细节直径下的对比度

细节直径（mm）	对比度（%）
$0.10 \leqslant D < 0.25$	< 23.0
$0.25 \leqslant D < 0.5$	< 5.45
$0.5 \leqslant D < 1.0$	< 2.35
$1.0 \leqslant D < 2.0$	< 1.40
$D \geqslant 2.0$	< 1.05

十四、影像接收器缺陷单元评估

1. 目的 了解影像接收器的坏像素分布图，评估乳腺图像上哪些位置的灰度值不是其自身的读数，是否满足临床诊断要求。

2. 所需设备 20mm 厚 PMMA 体膜。

3. 检测步骤

（1）移除压迫板、承载台，使用 20mm PMMA 体膜，覆盖在准直器上，使用 AEC 进行曝光。

（2）在没有执行坏点校准的探测器原始采集图像上，统计其缺陷的数量。

4. 接受标准

（1）3×3 以上矩阵的坏点不能超过两个。

（2）水平或者垂直方向上的坏线不能连续出现两个以上。

（3）单根坏线在整个图像上不能超过 5 根。

（4）不能出现倾斜的坏线。

十五、影像接收器未被校正缺陷评估

1. 目的 确保输出的图像上不存在不能被校准的坏点坏线。

2. 所需设备　20mm 厚 PMMA 体膜。

3. 检测步骤

（1）移除压迫板、承载台，使用 20mm PMMA 体膜，覆盖在准直器上，使用 AEC 进行曝光。

（2）检查校准后输出的图像，调整窗宽、窗位，看是否存在坏点坏线。

4. 接受标准　系统输出校正后的图像应没有未被校准的坏点、坏线。

十六、压迫力准确性评估

1. 目的　评估压迫器压力检测的准确度。

2. 所需设备　电子测力计。

3. 检测步骤

（1）把压迫板装在压迫器上，将 C 臂旋转到 0° 位置。

（2）把电子测力计固定在乳腺承载台上表面上，打开电子测力计开关。

（3）踩下脚踏开关，使压迫板压迫电子测力计，同时观察显示屏上显示的压力值分别在 50N、100N、150N、200N 时停止踩踏，读取并记录电子测力计上对应的实测压力值。

（4）操作确认当显示屏显示压力值为 200N 时，继续踩脚踏开关的压迫器下降键，压力值应不大于 200N。

4. 接受标准　压迫力最大允许误差应不大于 ±20N。

第二节　乳腺专用显示器的质量控制与检测

一、图像采集工作站显示器的质量控制与检测

图像采集工作站主要负责系统参数设置，系统信息显示，图像数据的采集、处理、存储、传输，以及常规观片操作；显示器满足普通显示器质量标准即可，主要检测项目如下。

（1）工作站能顺利启动并能进入工作界面且显示正常，无偏色。

（2）可完成参数设置、功能命令执行及图像观片、图像编辑功能。

（3）能进行常用的观片操作、图像对比。

二、乳腺图像专用显示器的质量控制与检测

数字乳腺 X 射线摄影需要识别乳腺非常细小的病变，其图像像素、分辨力比常规 X 射线图像要求更高，图像大小远大于普通 DR 的图像，这就需要使用乳腺图像专用的高分辨力显示器才能清楚地呈现乳腺组织细微的结构，便于细微病变的识别。显示器的性能、状态对乳腺疾病的诊断非常重要，故乳腺图像专用显示器也需要纳入医院日常质量控制管理。目前对于乳腺图像专用显示器的质量控制与检测，国际上大多参考 AAPM TG18

（American Association of Physicists in Medicine，Task Group 18）美国医用物理师协会第18任务组的要求。

1. 常规功能检测

（1）工作站能顺利启动并能进入工作界面且显示正常，无偏色。

（2）可完成参数设置、功能命令执行以及图像观片、图像编辑功能。

（3）能进行常用的观片操作、图像对比。

2. 室内光线检测　医用显示器大多数的质量检测对室内灯光高度敏感，因此所有测试应在临床条件下进行（房间照明灯，灯箱和其他显示设备应在同一临床条件亮度水平下）。室内光线的测量应在显示器关闭状态下进行，采用光照度计面向显示器外且处于显示器中心位置测量。主要显示器设备所在的房间室内光线应小于20lux。

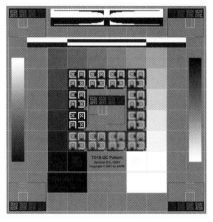

图 7-4　TG18-QC 综合测试图形

3. 几何畸变（CRT 显示）　目视检查 TG18-QC 图像（图 7-4）的显示是否存在几何畸变。为此，需重点检测测试图像的线条和边界。边线应该完全可见，线条应该是笔直，活动显示区域应置于屏幕中心。

4. 对比度能见度　TG18-QC 测试图形中包含多个用于评估显示器对比度能见度的项目。距离图像中心等距的 16 个亮斑块，每两个斑块之间具有相同的低对比等级（图 7-5）。底部的两个斑块为最小和最大像素值，分别包含一个灰度值为 5% 和 95% 的方块。在这些斑块下有 3 个矩形方块，分别写有"QUALITY CONTROL"字样，比背景的对比度较低。验收测试时，应记录字母的可视部分来检查能见度，以便使最终对比度下降。如果对比度能见度不足，可降低室内光线强度。然而，如果这样做，在临床上使用显示系统时，室内光线强度也应该降低。TG18-QC 测试图形的外观也取决于像素值到亮度的映射。

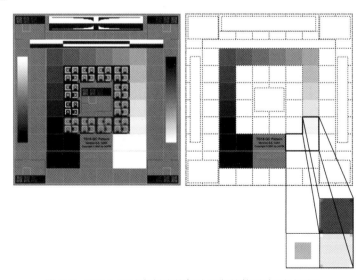

图 7-5　TG18-QC 测试图形中对比度的能见度测试项目

应该注意的是，液晶显示器的亮度取决于观看角度。当使用大视角时，对比度可见性可能不符合限制值。AAPM TG18 要求所有角落斑块应可视，5% 和 95% 像素方块应清晰可见。

5. 分辨力　评估水平和垂直线条图案以直观检查显示分辨力。AAPM TG18 提供了6 种不同背景亮度下的水平线状模型（图 7-6）。水平线条图案为 TG18-LPH10、TG18-LPH50 及 TG18–LPH89，垂直线条图案为 TG18-LPV10、TG18-LPV50 及 TG18–LPV89；所有线状图形都应识别出来。

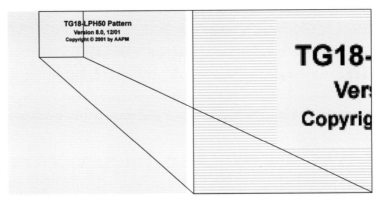

图 7-6　TG18-LPH50 测试图案的放大图像

6. 显示伪影　TG18-QC 测试图形也包含一些用于识别显示伪影的单元。应仔细检查图像中失效的像素（只适用于 LCD），防止出现黑 – 白或白 – 黑的斜条（表示位深不足），以及黑 – 白或白 – 黑过渡区的伪影（显卡问题）。还要注意时间不稳定性（闪烁）和空间不稳定性（抖动），要求无紊乱伪影可见。

7. 亮度范围　测试显示设备的最大及最小亮度，可使用图形 TG18-LN12-01 和 TG18-LN12-18（图 7-7）。

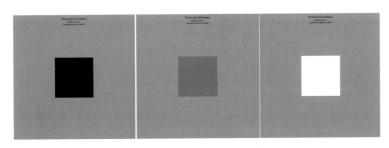

图 7-7　TG18-LN 测试图像

在有环境光的情况下，最大和最小显示亮度的比率是显示器亮度对比度响应能力的指标（在当前环境条件下），可以使用伸缩的亮度计将室内光线的影响包含在内。

DICOM 灰度标准显示函数（GSDF）的符合性确保可用的对比度以适当和标准的方式分布在显示器的整个灰度范围内。

图像主显示器的最大与最小亮度的比值应至少为 350。辅助显示器的最大与最小亮度的比值应至少为 100。在理想情况下，最大显示亮度应超过 500cd/m²，以免最低亮度值太低而无法维持所需亮度比。同一显示工作站最大亮度差异应不超过 5%。

8. 灰度显示函数　为确保同一乳腺图像在不同的观片工作站和打印胶片上具有相同的显示，灰度值映射为亮度或者光密度应是恒定的。在该测量中，要确定显示器是否符合 DICOM 灰度标准显示函数。

灰度标准显示函数可由 AAPM TG18 的亮度测试图形（TG18-LN12-01 至 TG18-LN12-18）来确定。测试图形应全屏显示，并在屏的中心测试亮度。GDF 的形状依赖于室内光线强度。因此，室内灯、灯箱等显示设备应与系统临床使用时的亮度保持一致。可以使用伸缩的亮度计将室内光线的影响包含在内。

测量值可以插入电子表格，以自动确定灰度标准显示函数的一致性。

此测试仅适用于主要和辅助显示系统。采集工作站显示器不适用于此测试，该显示器应该只用于检查定位技术，而不是诊断和图像质量检查。

对于观片主显示器计算得到的对比度响应与灰度标准显示函数对比度响应的差别在 ±10% 范围内（辅助显示器为 20%）。

9. 亮度均匀性　当显示器的中心经过 DICOM 符合性测试时，这并不意味着对比度能见度在显示器的每个位置都是最佳的。可以在显示器上的几个位置测试 GDF，但检查显示均匀性更方便，测量每个显示器 5 个位置的显示亮度，可使用测试图形 TG18-UNL10 和 TG18-UNL80（图 7-8）。

显示器的最大亮度偏差应小于 30%（$(L_{max} - L_{min})/L_{centre} < 0.3$）。

图 7-8　TG18-UNL10 和 TG18-UNL80 测试图形

第八章　数字乳腺 X 射线图像的质量控制

第一节　设备对图像质量的影响

一、自动曝光控制装置

自动曝光控制装置（AEC）性能不稳定或 AEC 设定不正确会导致 X 射线曝光不足或曝光过度。传统 AEC 检测区域一般为 3 ～ 7 个，摄影时如果乳腺肿块在检测区域内，其他区域可能过度曝光，影响图像质量。比如，将乳腺后部脂肪组织而非致密腺体组织置于自动曝光控制装置的检测区域，就可能会导致乳腺致密腺体组织曝光不足。若乳腺致密腺体组织部分曝光不足，则会限制这些致密腺体组织内微小钙化和病变的显示。因此，曝光不足会造成致密乳腺 X 射线片的假阴性。自适应 AEC 对整个乳腺覆盖区域进行密度分析；全自动曝光模式对平板探测器全区域进行探测，这两种曝光模式明显提高了图像质量。

二、滤　线　栅

乳腺 X 射线摄影设备上滤线栅的作用是减少到达影像接收装置的散射线量，以此来提高图像对比度。若滤线栅调整与使用不当会出现滤线栅的铅条伪影，导致图像对比度差。

活动滤线栅优于静止滤线栅，因为活动滤线栅不易在影像上产生滤线栅铅条影。但是，当活动滤线栅的驱动装置发生故障时，便会在影像上出现滤线栅铅条影。对于 CEM 检查时，采用低栅比 5 ∶ 1 滤线栅的机器时出现双乳腺伪影，使用高栅比 11 ∶ 1 滤线栅的机器时伪影消失。

三、成　像　板

成像板（IP）作为乳腺 CR 系统的 X 射线影像信息的接收装置，在乳腺 X 射线检查中会被反复使用，所以很容易出现成像板的暂时性缺陷，如灰尘、污物和幻影。因成像板暂时性缺陷引起的图像伪影可通过对成像板的清洁和擦除来校正。成像板上的刮擦痕和超期使用则属于持续性缺陷。因持续性缺陷所导致的图像伪影只能通过更换成像板消除。

四、影像阅读器

影像阅读器是 CR 系统中将成像板记录的 X 射线影像信息最终转化为数字图像的元器件。影像阅读器故障可以导致缺损扫描线和（或）影像畸变；柱状反光镜或激光装置上的尘粒可以显示为影像衰减伪影。

五、平板探测器

平板探测器是乳腺 DR 系统中接收 X 射线影像信息的元器件。平板探测器的残存信号和平板探测器像素响应一致性差都可以通过探测器校准消除。探测器也可能存在一定数量的坏像素。设备生产厂家可以通过相邻像素值的计算向相应显示像素分配信号值来掩盖这些坏像素。如果这些坏像素是独立的、彼此分离的，而且数量不多，其对影像质量的影响可能有限。但是，如果这些坏像素是成片或成行、成列，那么图像质量就会下降。如果出现严重的不可修复的图像伪影，则应更换平板探测器。

六、高压发生器

乳腺 X 射线摄影设备的高压发生器应具有足够输出，以保证能在很短的曝光时间内对较大乳腺和致密乳腺进行充分曝光。否则，因曝光时间过长（＞ 2 秒）则会容易造成图像运动模糊。对比增强乳腺 X 射线摄影系统的高压发生器与普通乳腺 X 射线摄影设备的高压发生器相比，必须具有更高、更稳定的输出，能够快速进行高低压切换，以此来缩短低能和高能两次曝光间的时间间隔；同时要求平板探测器的刷新速度更快，以降低在减影像上出现运动模糊的发生率。

七、X 射 线 管

（一）焦点

乳腺 X 射线摄影设备的 X 射线管一般有大、小两个焦点。小焦点只在放大乳腺摄影时使用，其余情况下均使用大焦点。X 射线管焦点越小，图像几何模糊越小，分辨力越高，信息传递功能也越高。因此，为保证乳腺 X 射线影像所必需的高空间分辨力，即使是 X 射线管的大焦点，其焦点尺寸也是很小的。

焦点老化、灯丝发射效率降低都会影响焦点尺寸。焦点尺寸及焦点到平板探测器距离（focus flat-detector distance，FFD）减小都会使图像几何模糊增加。

（二）X 射线管靶物质与滤过组合

乳腺 X 射线摄影设备常用的靶物质 / 滤过组合有钼靶 / 钼滤过（Mo/Mo）、钼靶 / 铑滤过（Mo/Rh）、铑靶 / 铑滤过（Rh/Rh）和钨靶 / 铑滤过（W/Rh）等。靶物质与滤过组合的作用是去除从 X 射线管发射出来的混合射线中的高能和低能 X 射线，只保留能量在产生乳腺 X 射线吸收差异最佳能谱范围的 X 射线。因此，靶物质 / 滤过组合对图像质量和乳腺受辐射剂量具有重要影响，应根据受检者乳腺密度和厚度加以合理选择。

靶物质 / 滤过组合选择不当会导致曝光不足、图像对比度差。

第二节　检查技术对图像质量的影响

一、压　迫

数字乳腺 X 射线摄影时常规需要使用压迫板压迫乳腺，压力要合适。如果压迫不足，影像表现主要为乳腺结构重叠、纤维及腺体组织曝光不一致，乳腺较厚部分不能被 X 射线完全穿透，而较薄部位又曝光过度，以及运动模糊等。运动模糊最常见于内外斜位，表现为乳腺下缘的薄线性结构或钙化变模糊。运动模糊可在整个影像中观察到，也可能仅局限于乳腺的某一部分。在 MLO 位，乳腺正确体位设计后，压迫用来保持乳腺在影像接收器上呈笔直竖立，如果压迫不充分，乳腺便会下垂，这主要是因为压迫点落在了身体的其他部位，而不是在乳腺上。

压迫不足同时会使乳腺厚度增加，导致 X 射线线质硬化和散射线增加，两者都会导致影像对比度降低。

乳腺压迫不足最常见的原因是技师使用了不适合的压迫板或操作手法有误，亦或是受检者对压迫疼痛过于敏感，无法耐受乳腺压迫。

二、曝 光 条 件

曝光条件的设置分为手动曝光、自动曝光两种模式。目前主要使用自动曝光，手动曝光使用较少。乳腺 X 射线摄影技师手动设置曝光条件或者自动曝光探测区域位置不当导致曝光不足时，图像上的量子噪声会明显增加，从而影响图像质量，尤其是限制了对"钙化点"的观察。反之，乳腺 X 射线摄影技师手动设置曝光条件或者自动曝光探测区域位置不当导致曝光过度时，到达影像接收装置的散射线量增加，图像灰雾增大，对比度降低。此外，曝光条件设置过高，还会显著增加乳腺的平均腺体剂量。因此，在乳腺 X 射线检查时，应在降低噪声、提高影像质量和尽量降低受检者辐射剂量中寻求最佳的平衡点。乳腺 X 射线摄影技师对曝光条件的选择应当以对噪声的可接受程度作为评判标准。

三、体 位 设 计

在乳腺 X 射线摄影中，正确的体位设计对于图像质量极其重要。只有体位设计正确，图像质量才有保证，而只有图像质量合格，才能保证影像诊断准确。在乳腺 X 射线检查实践中，因体位设计不当导致图像质量不合格的主要表现如下：图像上乳腺组织、病变区域显示不全或显示不清晰；MLO 位上胸大肌显示不全；图像上乳头与其他乳腺组织重叠，未呈切线位显示；乳腺组织未充分展开，图像上出现皮肤皱褶等。这些不合格的图像是造成放射科医生漏诊或误诊的重要原因。因此，为避免因体位设计不当造成的图像质量不合格，对乳腺 X 射线检查技师提出了如下要求：①加强工作责任心；②努力提高体位设计水平；③要对乳腺解剖结构有较高的认识；④注重与受检者进行良好的沟通，使受检者在放松、平静状态下完成检查——这是在检查过程中获得受检者配合的关键。

第三节　图像显示设备与打印设备对图像质量的影响

一、图像显示设备

结合乳腺 X 射线影像临床诊断的基本要求和数字图像的基本特点与优势，乳腺 X 射线图像显示设备必须具有足够的空间分辨力和密度分辨力，能对感兴趣区的组织结构进行灵活的亮度调节和对比度调节，以显示出最佳的解剖结构和病变信息。目前，业界推荐阅读数字乳腺影像时应使用 2048×2560、10bit 以上的医用专业高分辨率显示器。

数字化图像及其显示设备都是由基本成像单位（像素）构成的。显示设备的制作工艺和技术水平可以在显示图像的过程中对图像质量产生影响，如显示设备的均匀性、薄膜晶体管的精度和稳定性及电压的稳定性等因素均可以使图像模糊失真。在阅读乳腺影像时，图像显示设备的精度和物理性状也会产生干扰伪影，如显示器的像素固有频率和图像频率的匹配问题引起的条状伪影。

图像显示设备的几何畸变、显示伪影，以及与亮度响应不一致等都会对图像质量产生影响，所以应对显示设备定期进行质量控制，评价其性能，以保证图像质量。

二、图像打印设备

图像打印设备的主要性能参数有打印像素直径和打印灰阶。打印像素直径表示打印出图像的单像素几何尺寸，代表图像打印精度。打印像素直径越小，打印图像的精度越高。打印灰阶指单个像素在黑白影像上色调深浅的等级，代表了打印图像像素点由最暗到最亮之间不同亮度的层次级别，单位为 bit。灰阶值越大，层次越多，图像越细腻。

数字乳腺 X 射线影像打印设备应具备专用数字乳腺 X 射线影像打印功能，可以设定数字乳腺 X 射线影像打印最高密度，以及可以打印专用的测试图像。数字乳腺 X 射线影像打印设备打印出的图像，其图像质量可采用以下评价指标：腺体组织应具有至少 1.0 的光学密度，因为 1.4～2.0 的光学密度最有利于病变的观察；脂肪组织的光学密度至少为 1.2，以在 1.5～2.0 的区间内为好，不可大于 3.1；胸壁肌肉组织的光学密度大于 1.0 可显示肌肉下的腺体组织；可分清乳腺腺体组织的不同密度和层次；全部皮肤线隐约可见；皮肤毛囊隐约可见，不可影响对乳内腺体和脂肪组织的观察。

第四节　常用标准体位图像描述与阅片要求

一、常用标准体位图像描述

乳腺 X 射线摄影的常用体位是内外斜位和头尾位。

1. MLO 位图像显示标准

（1）胸大肌显示充分，其下缘能显示到后乳头线（posterior nipple line，PNL）或以下。

（2）乳头无下垂，不与乳腺组织重叠，呈切线位显示。

（3）乳房下角皮肤皱褶部（inframammary fold，IMF）分散开，且能分辨。

（4）腺体后部的脂肪组织清晰显示。

（5）图像上无皮肤皱褶。

（6）双侧乳腺图像对称且呈菱形。后乳头线是以近似垂直于胸壁肌肉的角度从乳头向后画线直至胸壁肌肉或胶片边缘。

2. CC 位图像显示标准

（1）包含乳房的后内侧缘，若能显示出胸大肌边缘则最佳。

（2）CC 位与 MLO 位图像的后乳头线长度差距必须在 1cm 之内。通常 MLO 位上后乳头线的长度大于 CC 位上的后乳头线长度，但也有约 10% 的患者其后乳头线长度在 CC 位上较大。

（3）腺体后的脂肪组织被清晰、充分显示。

（4）乳头位于 X 射线片中心横轴线上，不与乳腺组织重叠，呈切线位显示。

（5）图像上无皮肤皱褶。

（6）双侧乳腺图像对称且呈球形。

在 CC 位中，后乳头线是从乳头向胶片后缘的连线。若乳头正后方胸壁肌肉可见，则意味着有足够的乳腺后组织包含在 CC 位中。但是，基于亚洲女性乳腺的特点，即使在 CC 位体位正确的情况下，也仅有 30% ～ 40% 的受检者胸壁肌肉可见。当 CC 位图像上未显示出胸大肌时，CC 位上后乳头线的测量值就成为反映 CC 位上乳腺组织是否显示充分的一个重要指标。无论是在 CC 位图像上，还是在 MLO 位图像上，乳头都不能与乳腺组织重叠，除非是因先天因素或疾病因素造成的乳头内陷。

二、乳腺 X 射线图像阅片要求

乳腺 X 射线图像分为模拟图像（屏 / 胶系统）和数字图像两种，且数字图像越来越普及。两种图像阅片设备和环境要求不尽相同。

（一）模拟图像的阅片要求

曝光优良的乳腺 X 射线片还需要光线强度适当且均匀一致的观片灯来显示 X 射线

片中的所有密度差别变化。观片灯的色温应在 4500 ～ 6500K，照明亮度可在 2000 ～ 3000cd/cm² 内调节。同时还应配备一个强光灯，亮度应达 20 000cd/cm²。对于密度范围较大的照片，强光灯有助于显示高于有效视觉密度范围区域内的影像细节。虽然它不能完全弥补曝光过度或冲洗不当造成的低对比，但确能提供一些重要信息。

（二）数字图像阅片要求

乳腺数字图像目前大多采用软阅读方式，使用屏幕分辨率 2048×2560 以上双屏医用专用显示器。但有的医院采用软阅读和硬阅读同时对照的方法。如果使用硬阅读，要求观片灯亮度均匀，亮度 ≥ 3500cd/cm²，有遮光功能和亮度调节功能。视读阅片的环境照度最好在 50Lx 以下。

第五节　数字乳腺 X 射线图像伪影分析

一、二维数字乳腺 X 射线图像伪影分析

（一）设备因素

1. 滤线栅栅条伪影　图像上显示出滤线栅铅条影。在使用活动滤线器的乳腺 X 射线摄影系统时，滤线栅铅条影是不应在图像中显示的。若在图像中出现滤线栅铅条影，则多是由活动滤线器驱动装置故障造成的（图 8-1）。

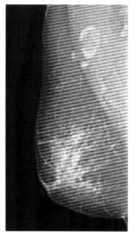

2. 线条样伪影　压迫板被使用较长时期后，在压迫乳腺时压迫板因受到乳腺的反作用力会发生碎裂，压迫板表面出现裂痕。若继续使用该压迫板进行摄影，则会在图像上出现线条样伪影。更换压迫板后，伪影便会消失。

3. 设备表面异物伪影　图像上呈现出点样、线条样、团块样高密度影。此类伪影是由探测器表面或压迫板表面有沙粒、碎屑、残留对比剂等异物造成的。检查前仔细清洁探测器表面和压迫板表面可以消除此类伪影。

图 8-1　滤线栅栅条伪影

4. 探测器坏点伪影　探测器坏点伪影在图像上表现为单个或多个斑点。这类坏点伪影易被误认为乳腺微钙化影像。探测器像素阵列中的坏像素点导致这类伪影的产生。定期校准探测器可以减少这类伪影的发生。

5. 打印机鼓头和滚筒被污染　打印机鼓头和滚筒存在污物会使胶片上出现白色或黑色的水平线或垂直线伪影，该种伪影只存在于硬拷贝图像上，在软拷贝图像上不可见。当出现该种伪影时，需要对打印机鼓头或滚筒进行清洁。

（二）受检者因素

1. 运动伪影　受检者在图像采集过程中发生移动，导致图像运动模糊。检查前消除受

检者紧张、焦虑情绪，嘱受检者配合，可有效减少运动伪影的发生。

2. 假体植入　对乳腺假体植入或注入丰胸材料的受检者进行乳腺 X 射线摄影时，常会发生曝光过度或曝光不足。由于乳腺植入了假体或注射了丰胸材料，整个乳腺不同组织间密度差异较大，若仍采用自动曝光模式，则图像会显现曝光不足或曝光过度。乳腺 X 射线摄影技师应注意积累经验，采用手动模式选择适宜条件曝光，则可有效提高图像质量（图 8-2）。

3. 植入静脉港伪影　受检者植入静脉港导管后，因受表面静脉港座及外部保护用胶带贴膜或者注射用蝶翼针影响，图像中会显示金属异物或者片状影像，检查前应尽量去除胶带贴膜及蝶翼针，避开静脉港座（图 8-3）。

4. 皮肤表面异物伪影　受检者乳腺皮肤表面不洁净，如有灰尘、沙粒或膏药残留痕迹等，在图像上显示为线条样或点状高密度影，可被误认为乳腺钙化影像。检查前擦拭清洁乳腺表面，可以消除这类伪影（图 8-4）。

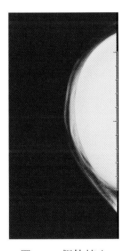 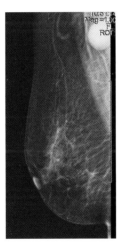 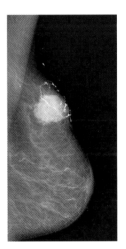

图 8-2　假体植入　　　图 8-3　植入静脉港　　　图 8-4　皮肤表面异
　　　　伪影　　　　　　　　　　伪影　　　　　　　　　　物伪影

二、DBT 图像伪影分析

（一）设备因素

1. 平面外伪影（out-of-plane artifact）　由腺体内的一些高密度物质引起，如钙化、金属夹等。该伪影存在于原物质所处的其他层面，图像上表现为拉链状的低密度影区域。减小单次扫描旋转的角度或增加采集次数降低伪影出现的概率，但这种方法可能会增加受检者的辐射剂量，所以需要将两者进行权衡。为了控制辐射剂量，一般会通过后处理算法消除该伪影。

2. 钙化消失　DBT 成像技术可能会导致一些微钙化点的消失，主要原因有两点：①并不是所有的钙化点都处于统一平面，在摄影过程中，有些钙化点可能会处于焦点之外；②重建算法可能会导致钙化点的消失。虽然在实际工作中加入了边缘增强

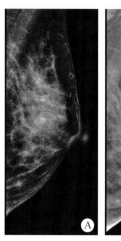
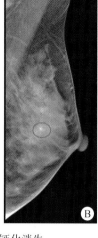

图 8-5　钙化消失

A. 标准二维图像；B. DBT 图像

算法，增加了合成二维图像上微钙化的可视化，但仍倾向于在标准二维图像上观察微钙化的情况（图 8-5）。

3. 阶梯状伪影　在 DBT 图像上表现为垂直于 X 射线管扫描方向的条纹，在合成二维图像上表现为一条水平细线影。该伪影是由探测器过小或扫描角度过小引起的。使用尺寸较大的探测器或随焦点倾斜探测器可消除此伪影。

4. 坏点伪影（bright or dark pixel artifact）　在 DBT 图像上表现为高密度或低密度的点，引起该伪影产生的原因有患者因素、压迫器及探测器表面异物、过滤器瑕疵、校准不良或探测器瑕疵。可通过确保校准探测器或光圈干净、无灰尘消除此伪影。

（二）受检者因素

1. 运动伪影　运动伪影会使病灶边缘模糊，降低图像的空间分辨率。该伪影是由受检者在检查过程中的移动引起的。可通过检查前告知受检者检查流程，降低受检者的焦虑情绪，适当增加压迫力度和重复摄影来消除。

2. 皮肤重建错误伪影（akin-processing error artifact）　在图像上表现为皮肤边缘"褪色"，最常见于腺体厚度大于 7cm 的乳腺。该伪影产生的原因是腺体厚度增加时使管电压值增加，高管电压摄影会使皮肤边缘过度曝光，在进行三维重建时，系统无法正确识别乳腺边缘，导致皮肤边缘出现"褪色"的现象。可通过增大压迫力度、减小乳腺厚度来消除此伪影。如果压迫力度已经最大，仍出现该伪影，则无须修正。

三、CEM 图像伪影分析

（一）设备因素

1. 双乳腺伪影　双乳腺伪影的产生是由于高、低能两次曝光间隔时间较短，低能曝光产生的散射线在高能曝光时并未完全被滤线栅吸收，特别是在乳腺组织厚度分界明显的区域，导致在减影图像上出现一个虚假的乳腺边缘。在减影图像上可见一条与乳腺边缘平行的高密度线影（图 8-6），新型号设备通过更换高栅比滤线器（11 : 1），在 CEM 检查中已经消除该伪影。

2. 幽灵伪影　是由之前采集的图像信号残留并与后面采集的图像信号叠加造成的。在

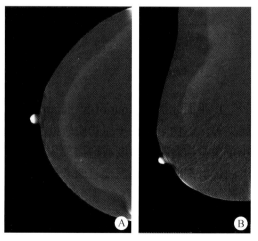

图 8-6　双乳腺伪影

A. CC 位双乳腺伪影；B. MLO 位双乳腺伪影

低能图像上没有明显的变化，在减影图像上可见 MLO 位上出现 CC 位的影像边缘。可通过校准探测器清除之前采集的图像残留信号。

（二）受检者因素

1. 运动伪影　是由受检者的高、低能两次曝光间的微小运动引起的，可能与压迫力度有关。压迫力度过大或过小都会导致受检者在检查过程中产生微小运动。据文献报道，相较于 FFDM，对此增强能谱乳腺摄影（CESM）的检查时间是 FFDM 的 1.2 倍，检查时间的延长也是导致该种伪影产生的主要原因。运动伪影会使病灶边缘模糊，降低图像的清晰度。可通过调整合适的压迫力度及争取受检者配合来避免此种伪影的产生（图 8-7）。

2. 异物伪影　异物伪影的产生是由于受检者自身佩戴的衣物、首饰及头发等进入照射野中，在低能图像和减影图像上都可以观察到异物的影像，可在检查前嘱受检者取下相关用品，将头发束于耳后（图 8-8）。

3. 止汗剂伪影　该伪影的出现是由于受检者在腋窝处使用止汗剂。止汗剂是一种铝化合物，在低能图像上为白色高亮小圆点，类似于钙化，在减影图像上为黑色。可通过主要分布区域与钙化进行鉴别。

4. 波纹伪影　其产生原因可分为两类：①患者在高、低能曝光过程中的微小运动；②据文献报道，波纹伪影主要出现在左侧乳腺 MLO 位的下象限，可能与心脏的搏动有关。该伪影在减影图像上较为明显，可见黑白相间的条纹。可通过提前告知受检者检查流程，消除受检者在检查过程中的焦虑情绪或在必要情况下嘱受检者屏气进行摄影来减少该种伪影的产生（图 8-9）。

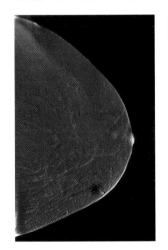
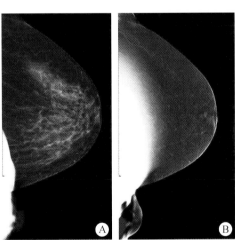
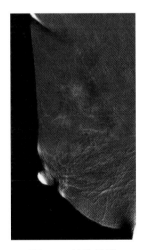

图 8-7　运动伪影　　　　图 8-8　异物伪影　　　　图 8-9　波纹伪影

A. 低能图异物伪影；B. 减影图异物伪影

（三）检查技术因素

1. 空气伪影　该伪影最容易出现在皮肤与探测器、压迫板之间，可能是由于压迫不充分或者皮肤未展平，存在皮肤皱褶造成的。该皮肤皱褶的出现有以下原因：①技师在体位设计时操作不当引起的皮肤皱褶；②受检者行手术治疗后遗留的皱襞瘢痕组织。空气伪影在低能图像和减影图像上表现为垂直的黑色条带状伪影，其内为空气。可通过调整合适的压迫力度，减少腺体组织与探测器、压迫板之间的间隙来减少该种伪影（图 8-10）。

2. 对比剂飞溅　在 CESM 检查过程中会使用碘对比剂，如果在使用高压注射器进行吸药的过程中操作不当，可能会使对比剂飞溅到探测器、压迫板或腺体组织上。在低能图像和减影图像上均表现为白色的高亮区，延迟期高亮区密度仍不减低。需注意与钙化相鉴别，钙化在低能图像上为高密度影像，在减影图像上为黑色低密度影像。可在吸药的过程中将高压注射器尽可能地远离摄影单元，操作技师在吸药排气完成后先洗手再进行后续的摄影操作，这些可有效避免该种伪影的产生（图 8-11）。

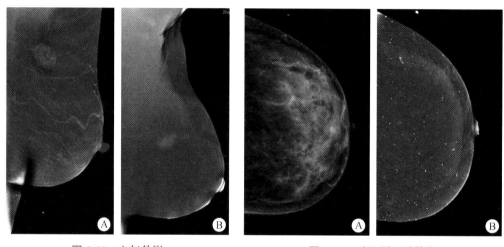

图 8-10　空气伪影

A. 低能图像所示的空气伪影；B. 减影图像所示的空气伪影

图 8-11　对比剂飞溅伪影

A. 低能图像所示的对比剂飞溅伪影；B. 减影图像所示的对比剂飞溅伪影

3. 终止摄影　在图像采集过程中突然松开曝光手闸会导致摄影终止，不会产生高能图像和减影图像，在低能图像上会出现垂直方向的黑色线影。进行正确的曝光操作可以防止该种伪影的产生。

参考文献

艾伦·萧呫雷，2011.乳腺 X 射线影像图谱.3 版.张伟，译.沈阳：辽宁科学技术出版社.

鲍润贤，2002.中华影像医学乳腺卷.北京：人民卫生出版社.

曹厚德，2016.现代医学影像技术学.上海：上海科学技术出版社.

陈卫国，徐维敏，文婵娟，2021.乳腺疾病 DBT 和 CEM 诊断解析.北京：科学出版社.

德鲁克斯等，2010.实用乳腺 X 射线照相.秦乃珊，译.北京：中国医药科技出版社.

郭启勇，实用放射学.2020.4 版.北京：人民卫生出版社.

拉斯洛·塔巴，彼得·迪安，2015.乳腺 X 射线摄影教学图谱.4 版.杜红文，译.郑州：河南科学技术出版社.

刘秀建，2009.乳腺疾病 X 线诊断图谱.北京：人民卫生出版社.

刘秀建，殷风华，杨光，2005.乳腺疾病的影像诊断.北京：人民卫生电子音像出版社.

牛延涛，胡鹏志，曹国全，2022.放射物理与辐射防护学.北京：科学出版社.

牛延涛，李文美，刘建新，2021.乳腺 X 线摄影技术.2 版.北京：人民卫生出版社.

皮特·霍格，朱迪恩·凯利，克莱尔·墨瑟，2018.数字乳腺 X 射线摄影全面解析.王骏，周桔，李开信，译.天津：天津出版传媒集团.

日本放射线技术学会，2008.乳腺摄影质量控制手册.秦维昌，译.北京：人民卫生出版社.

石明国，2011.医学影像技术学：影像设备质量控制管理卷.北京：人民卫生出版社.

王鹏程，李迅茹，2014.放射物理与防护.3 版.北京：人民卫生出版社.

王瑞玉，张连强，王丹，2007.医用数字乳腺 X 射线机原理构造和维修.北京：中国医药科技出版社.

文宇京，2022.乳腺影像学.2 版.宋宏萍，译.西安：世界图书出版西安有限公司.

乌韦·费舍尔，弗莱德曼·鲍姆，2013.乳腺介入成像 超声、X 射线及 MR 影像引导下的介入技术.罗娅红，段阳，译.沈阳：辽宁科学技术出版社.

燕树林，2008.乳腺 X 线摄影与质量控制.北京：人民军医出版社.

张云亭，于兹喜，2010.医学影像检查技术学.3 版.北京：人民卫生出版社.

赵俊京，李智岗，2012.现代临床影像与诊断 - 乳腺疾病.北京：中国科学技术出版社.

Bhimani C，Li L，Liao L，et al，2017. Contrast-enhanced spectral mammography：modality-specific artifacts and other factors which may interfere with image quality. Acad Radiol，24（1）：89-94.

Geiser W R，Einstein S A，Yang W T，2018. Artifacts in digital breast tomosynthesis. AJR Am Roentgenol，211（4）：926-932.

Geiser W R，Haygood T M，Santiago L，et al，2011. Challenges in mammography：part 1，artifacts in digital mammography. AJR Am Roentgenol，197（6）：W1023- W1030.

Jayadevan R，Armada M J，Shaheen R，et al，2015. Optimizing digital mammographic image quality for full-field digital detectors：artifacts encountered during the QC process. Radiographics，35（7）：2080-2089.

Nori J，Gill M K，Vignoli C，et al，2020. Artefacts in contrast enhanced digital mammography：how can they affect diagnostic image quality and confuse clinical diagnosis? Insights Imaging，11（1）：16.

Sujlana P S，Mahesh M，Vedantham S，et al，2019. Digital breast tomosynthesis：Image acquisition principles and artifacts. Clin Imaging，55：188-195.

索　引

Q

R

S

T

W

X

Y

Z